DE L'OR

DANS LE TRAITEMENT

DES MALADIES SCROFULEUSES DES OS.

Paris. — Typographie de H. V. de SURCY et Cⁱᵉ, rue de Sèvres, 37.

DE L'OR

DANS LE TRAITEMENT

DES

MALADIES SCROFULEUSES

DES OS,

Deuxième Mémoire communiqué à l'Académie des Sciences,

PAR LE Dʳ A. LEGRAND,

CHEVALIER DE LA LÉGION D'HONNEUR, MÉDECIN DU BUREAU DE BIENFAISANCE, MEMBRE CORRESPONDANT DE LA SOCIÉTÉ DE MÉDECINE DE NANCY, ETC.

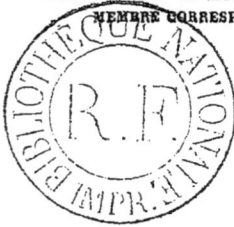

« Neque verò satis est ad ea quæ facto opus sunt
præsto esse, sed et ægrum et eos qui præsentes sunt
et res externas, ad id probè comparatas esse opor-
tet. »

HIPPOCRATES IN APHOR.

PARIS,

CHEZ J.-B. BAILLIÈRE, LIBRAIRE,

RUE HAUTEFEUILLE, 19.

—

1851

1850

DE L'OR

DANS LE TRAITEMENT

DES MALADIES SCROFULEUSES DES OS.

───•◆◆◆•───

DEUXIÈME MÉMOIRE.

───•◦•───

J'ai dit, à la fin de mon premier mémoire (1), en annon-
çant celui-ci, *que c'était dans le traitement des maladies scrofuleuses des os que l'*OR* exerçait toute sa puissance curative !*
— C'est cette proposition que je viens démontrer aujourd'hui,
et les preuves que je veux donner de sa vérité seront toutes
puisées dans des faits qui, je ne crains pas de le dire, offriront
le plus haut intérêt.

Je procéderai dans ce mémoire comme dans le premier,
c'est-à-dire que j'irai toujours des cas les plus simples aux
plus composés, que je m'attacherai à grouper les faits de telle
façon que leur réunion tende à jeter quelque lumière sur le
traitement de maladies, qui, à cause de leur gravité, ont été
plus spécialement l'objet des recherches et des investigations

─────────────

(1) *De l'or dans le traitement des scrofules*, brochure in-8°, Paris,
1837.

1

des pathologistes. Il m'arrivera encore, et souvent, de suspendre l'exposition des faits pour me livrer aux réflexions qui en ressortiront, et toujours dans le but d'éclairer l'étiologie, de faciliter le diagnostic et d'améliorer la thérapeutique des maladies scrofuleuses. Tout en procédant ainsi, parce que je crois qu'il y a avantage à le faire, loin de moi la prétention de donner ni l'importance, ni les proportions d'un traité complet de ces maladies à ce mémoire, écrit dans l'unique but de prouver la bonté de la *méthode aurifère* appliquée à la cure des scrofules des os; sans même avoir la pensée d'agiter la question de sa supériorité sur d'autres méthodes (1). Ce n'est pas que je ne sache fort bien que cette question de supériorité, il faudra bien l'aborder un jour, la traiter largement, essayer de la résoudre; mais pour cela il faudra du temps, de nouveaux faits, d'autres travaux que les miens, qui me viendront en aide ou qui me contrediront : aussi, je le répète, quelles que soient mes convictions, j'attendrai, et j'attendrai peut-être longtemps encore avant de soulever cette grave question de supériorité, au sujet des méthodes mises en usage pour le traitement des maladies scrofuleuses.

Je crois utile de prévenir, avant d'entrer en matière, que, quoique le titre de ce mémoire ne le dise point explicitement, j'ai bien entendu, *en traitant des maladies scrofuleuses des os*, y comprendre toutes les affections de ce genre qui attaquent leurs annexes, et que, par conséquent, je relaterai, comme maladies des os, celles du périoste, des cartilages et des ligaments.

---

(1) Sans vouloir préjuger la question, je crois pouvoir citer les lignes suivantes, que je trouve dans le mémoire de M. Lugol sur l'*Emploi de l'iode :* « Toutefois, c'est encore la scrofule des os qui « offre le moins de chances de guérison. Plus bas, nous verrons que, « dans plusieurs maladies de cette espèce, l'iode n'a offert qu'un « secours insuffisant, et qu'il a seulement rendu plus supportable « l'état des malades, dont il a d'ailleurs arrêté les progrès de la ma- « ladie. » (*Troisième mémoire,* pag. 17.)

Dans mon premier mémoire, je n'ai rien dit du régime que je fais assez habituellement suivre aux scrofuleux, que je traite par les préparations d'or; je crois devoir combler cette lacune dans ce second travail, avec d'autant plus de raisons que les scrofules des os offrant une bien plus grande gravité et étant nécessairement d'une cure beaucoup plus difficile, il ne peut y avoir qu'avantage, je dirai même qu'il importe de favoriser le traitement par un régime approprié (1).

Voici les règles diététiques qu'on retrouve dans presque toutes mes consultations, et dont M. le professeur Roux a consacré les avantages dans le rapport qu'il a fait sur mon premier mémoire.

Je recommande généralement un bon régime de vie, régime doux; bien loin de prescrire, comme dans l'ancienne méthode, un régime exclusif et échauffant. Ainsi les aliments doivent être sains, variés et apprêtés simplement, et ils sont généralement choisis parmi les viandes de boucherie ou de basse cour; cependant je permets, mais mangés avec modération et rarement, le lapin de garenne, le perdreau, le levraut, tandis que je proscris sévèrement toutes ces viandes qui, naturellement ou par un apprêt particulier, ont subi un commencement de décomposition. Je ne suis pas moins ri-

---

(1) Cette précieuse ressource du régime me manque la plupart du temps chez les enfants pauvres, et cependant ils guérissent, car parmi les individus auxquels j'ai été assez heureux pour rendre la santé.... « Il s'en est trouvé qui, pendant toute la durée du traitement « auquel ils étaient soumis, sont restés au milieu des circonstances « hygiéniques les plus désavantageuses, à cause de leur état habituel « d'indigence; et néanmoins la marche, les progrès de l'affection « scrofuleuse dont ils étaient atteints ont été enrayés, des accidents « graves se sont dissipés sous l'empire et par le seul usage des pré- « parations d'or, puisqu'on ne pouvait faire concourir au traitement « ni le bon air, ni la bonne nourriture, ni les soins de propreté, « aucune enfin des conditions hygiéniques dans lesquelles il est si « avantageux de pouvoir placer les sujets atteints de scrofules. »

(*Rapport de* M. ROUX).

goureux à l'égard de la viande de porc, quelle que soit la forme qu'on lui fait prendre. Toutes les viandes indiquées plus haut doivent être mangées de préférence rôties ou grillées; cependant je les permets bouillies (le bœuf qui a servi à faire du bouillon, la poule), et même en ragoûts au blanc, mais presque sans épices.—J'autorise aussi fort bien l'usage du poisson de mer et d'eau douce, et je ne fais une exception que pour l'anguille, le vieux brochet, la raie, le saumon, le homard, et en général pour tous ces poissons dont la chair ferme et coriace annonce assez qu'ils doivent être d'une difficile digestion. Les poissons permis seront grillés; s'ils sont frits, on rejettera tout ce qui a été trop attaqué par la friture. On peut cependant en manger au bleu, si l'huile est d'excellente qualité. — Je ne défends pas davantage les œufs, mais toujours peu cuits, de quelque manière qu'ils soient accommodés; je permets aussi le lait, s'il passe bien; la crème, si elle est bien récente; les fromages blancs, le beurre, pourvu qu'ils soient bien frais. — Sans défendre absolument les légumes farineux (pois secs, haricots secs, lentilles, pommes de terre), j'engage à n'en manger que rarement, et toujours en purée; mais je recommande l'usage des légumes frais (épinards, chicorée, oseille, choux-fleurs, petits pois, haricots verts, artichauts, concombres, carottes, petites fèves nouvelles, etc.), en proscrivant les choux, le céleri et les crudités, dont j'excepte les salades amères et le cresson. — Dans les crudités, je comprends les fruits, que généralement je ne laisse manger que cuits, en faisant cependant encore une exception en faveur du raisin blanc bien mûr et des poires dites *fondantes*. — Je conseille le riz, sa farine au lait ou au gras; les fécules étrangères (sagou, arrow-root, salep) et le chocolat (sans parfums) au lait ou à l'eau. — Je n'ai pas parlé de la pâtisserie, que je n'interdis qu'autant qu'elle est compacte, mal faite, mais dont je ne permets jamais qu'un usage très-modéré. Enfin, je n'oublie pas d'exiger la plus grande régularité dans les heures des repas, qui doivent être pris au nombre de deux au moins, de quatre au plus, selon l'âge du malade, et je recommande expressément qu'il ne soit jamais permis de manger, même la plus petite friandise, dans l'intervalle d'un repas à l'autre.

La boisson aux repas se compose généralement d'eau, quelquefois d'eau de riz légère (qu'on rougit avec 1/8 de vieux vin de Bordeaux) ou de bière de bonne qualité, étendue de moitié d'eau ; autrement j'interdis formellement le vin pur, le cidre, le thé, le café même au lait, et encore mieux, on le pense bien, l'eau-de-vie et toutes les liqueurs, si douces qu'elles soient. Les tisanes font rarement partie du traitement par la méthode aurifère, et je les permets plutôt que je ne les prescris ; aussi sont-ce toujours des tisanes peu significatives et assez agréables. C'est le plus souvent la décoction de chiendent, sucrée avec le sirop de gomme ; l'eau de riz (ainsi qu'aux repas) avec cette différence qu'on la sucre avec un sirop d'agrément (sirops de cerises, d'oranges). Cependant, il arrive souvent que dans le cours du traitement il surgit quelque indication nouvelle, ou pour mieux dire accidentelle, qui me détermine à conseiller une tisane appropriée : c'est l'infusion de fleurs de mauve ou de racine de guimauve sucrée ou miellée, s'il survient un peu de toux ; c'est l'infusion de laitue, de tilleul, de tilleul et laitue, le lait d'amandes, si le traitement paraît causer une excitation trop vive du système nerveux.

C'est aussi pour parer à cet inconvénient, le plus réel qui puisse résulter de l'emploi des préparations d'or, qu'assez généralement, à moins d'indications contraires, je fais prendre une fois par semaine et même quelquefois plus souvent un grand bain d'eau simple ou mieux d'eau de son. Ces bains doivent être pris à une température modérée et être prolongés au moins une heure. A la sortie, le malade doit être entouré de toutes les précautions imaginables, pour éviter de se refroidir, et, en général, il est bon qu'il soit immédiatement couché.

Mes précautions diététiques et hygiéniques ne se bornent pas là, quand je puis faire encore davantage. Ainsi je demande que mon malade soit couché dans une chambre convenablement grande, assez élevée de plafond, bien sèche surtout,

bien aérée, bien éclairée, exposée à l'est ou au sud. Je ne permets de rideaux ni au lit, ni aux croisées, et je ne souffre pas
que le lit soit placé dans une alcôve; j'exige que sa chambre
soit convenablement chauffée, et si cela est possible, par des
appareils qui procurent un renouvellement actif de l'air (1).
Son coucher doit être plutôt dur que trop doux, et je n'aime
pas l'usage du lit de plume. Je demande pour le malade et
les lieux qu'il habite la plus grande propreté. Je veille à ce
que le linge de son corps soit souvent changé, ses matelas et
ses couvertures souvent purifiés. Je demande qu'il soit toujours plutôt trop vêtu que trop peu ; je tâche d'obtenir qu'il
porte de la laine sur la peau. Je recommande qu'il change
de gilet de laine et de chemise toutes les fois que ces vêtements ont été mouillés par la sueur. Si le traitement a lieu
en hiver (ce qui est toujours moins avantageux), je redouble
de précautions pour le préserver de l'action du froid.

Enfin, considérant l'exercice comme un des moyens qui
peuvent le mieux favoriser l'action de tout traitement dirigé
contre les scrofules, je le recommande à tous mes malades,
toujours de préférence l'exercice actif au grand air, au soleil;
et si cela était possible, c'est au grand air et au soleil, que je
leur ferais passer toute leur vie. Cet exercice, je le fais donc
prendre à pied, même aussi à cheval et enfin en voiture, si
l'état du malade ne lui permet pas d'en prendre autrement.
Je veux que les petites filles, comme les petits garçons jouent
sans cesse à la corde, au cerceau, à la balle, et je réclame
pour eux la plus grande indulgence quant au travail. Dans
les maladies du genre de celles dont il est ici question, il faut
laisser à la nature toutes ses ressources, et je ne doute pas
qu'on ne lui enlève les plus précieuses, je ne dirai pas en
surexcitant, mais en excitant seulement le cerveau. C'est surtout pour les enfants scrofuleux, qu'il faut avoir présent à

---

(1) Tels sont les calorifères, les cheminées à la Désarnod, les appareils Delaroche.

l'esprit le proverbe latin : *mens sana in corpore sano*, et il ne faut songer pour eux à favoriser le développement intellectuel, que lorsqu'on a obtenu le meilleur développement possible de tout l'organisme physique.

A propos des règles de régime que je viens d'exposer, je ne puis pas me dispenser de donner mon opinion au sujet du séjour à la campagne. Certes, il est bien loin de ma pensée d'en nier l'influence favorable; je suis même obligé de convenir que cette influence peut être quelquefois curative; mais aussi que de fois ne se montre-t-elle point tout à fait insuffisante! Ne faut-il pas reconnaître qu'elle n'est jamais préservative des scrofules? Aussi, dans mon opinion, le séjour des champs n'offre-t-il de grands avantages qu'autant que le malade a déjà été mis par l'influence d'un traitement médical, dans des conditions plus favorables; alors, mais seulement alors, l'influence de la campagne vient en aide au traitement. C'est ce que j'ai bien pu observer chez un jeune malade dont il sera fait mention dans un autre mémoire. Quand revenaient les beaux jours, il partait pour une campagne admirablement située, et là évidemment, l'amélioration obtenue par le traitement était bien plus marquée, et bientôt les parents du malade attribuèrent à l'influence seule du séjour, le mieux observé dans l'état de leur fils. Une année, après un hiver qui avait fait renaître presque tous les accidents et qui avait donné de justes inquiétudes pour la vie du malade, je prolongeai jusqu'à la fin du mois d'août la suspension introduite dans le traitement dès la fin de l'hiver; cette fois l'influence favorable d'un séjour dans les mêmes lieux que les années précédentes fut à peine marquée; il fallut se hâter de reprendre le traitement, et de suite il se produisit un bien qui, sans doute, se serait fait plus longtemps attendre, si le malade avait habité la ville.

Il en est certainement des scrofules comme de toutes les autres maladies, c'est leur étiologie qui présente le plus de difficultés, et pour mon compte, je suis bien convaincu qu'elles peuvent se développer sous l'influence de plusieurs causes. Ainsi, si je crois à l'influence de l'hérédité, à celle qui résulte du lait fourni à l'enfance par une nourrice vieille et mal portante, à l'influence de l'air, des eaux et du sol, je ne doute pas non plus, qu'une mauvaise alimentation, que l'habitation dans des lieux humides, mal éclairés et mal aérés ne puissent, avec le temps, devenir la cause, non pas seulement *déterminante*, mais bien *efficiente* d'une maladie scrofuleuse. Dans ces conditions la maladie pourra se développer à toutes les époques de la vie, quoique toujours plus probablement dans l'enfance; elle pourra sans doute aussi devenir *constitutionnelle*, mais le plus souvent elle ne sera qu'*accidentelle* (1).

J'invoquerai, à l'appui de ce qui précède, l'observation suivante, qui offre un exemple d'une affection scrofuleuse, que je considère comme absolument accidentelle.

OBSERVATION Iʳᵉ, extraite de ma pratique. — *Abcès froid sur le bord externe de l'os maxillaire inférieur : points dénudés à sa surface. — Guérison par le stannate d'or à l'intérieur et l'onguent miraculeux en pansements. — Cure qui date aujourd'hui* (15 sept. 1850) *de 14 ans.*

Madame C*** est aujourd'hui (27 juin 1836) âgée de 37 à 38 ans, et je la connais presque depuis sa plus tendre enfance; ni dans cette période de sa vie, ni depuis, elle n'a éprouvé aucun symptôme, qui permît de soupçonner chez elle un vice scrofuleux. Elle a eu cinq enfants vivants, deux ont succombé à des affections du cerveau; ceux-ci et ceux qui ont survécu (ce sont trois filles dont l'aînée a 16 ans et la plus jeune six ans et demi (2)) ne m'ont jamais paru enta-

---

(1) Je ne négligerai pas de rappeler que ces diverses opinions ont été déjà émises par M. le professeur Roux, dans le rapport qu'il a fait sur mon premier mémoire. (*Compte-rendu des séances de l'Académie des Sciences*, 27 février 1837.)

(2) Ces trois personnes vivent toujours. L'aînée, qui a aujourd'hui (15 sept. 1850) trente ans, a une assez mauvaise santé, elle est chlorotique; les deux autres (la plus jeune a vingt ans et demi) jouissent de la plus brillante santé.

chés d'aucun vice particulier ; mais pendant plus de dix années, madame C*** a subi la misère avec toutes ses conséquences les plus pénibles : mauvais aliments, quelquefois abstinence forcée, avec de courts intervalles d'une certaine abondance, vêtements et chauffage souvent insuffisants, souvent aussi habitation malsaine. Cette dernière condition a surtout existé pour les années 1834 et 1835 et le printemps de 1836, qui a été si froid et si humide. Pendant toute cette période de temps, madame C*** a habité un logement au premier étage, prenant vue et air sur une cour extrêmement étroite, entourée de bâtiments élevés, toujours mouillée et tellement située, que le soleil n'y pénétrait jamais ; il pénétrait encore bien moins dans l'appartement qui se trouvait exposé au nord.

C'est donc après avoir été placée dans les conditions que je viens de dire, que madame C*** me fit appeler (dans les premiers jours d'avril 1836) pour me consulter au sujet d'un engorgement qui lui survenait au bas de la joue gauche. Il était déjà considérable, très-douloureux, très-chaud, et occasionnait une fièvre assez intense. Cet engorgement continua de faire des progrès, malgré une saignée générale, une application de sangsues révulsives et l'emploi de cataplasmes émollients, peu chauds, très-humides et abondamment saupoudrés de sous-carbonate de plomb porphyrisé (1). Bientôt la fluctuation se fit sentir, et cette tumeur

---

(1) J'avais employé ces mêmes cataplasmes avec le plus grand succès chez une femme (madame A***) à laquelle (après un mauvais état général de santé longtemps prolongé) il était survenu un engorgement au cou, sous le bord inférieur gauche de la mâchoire. Cet engorgement avait paru, dans les derniers temps, devoir affecter une marche aiguë ; mais deux saignées gé nérales, deux applications de sangsues révulsives nécessitées par des symptômes généraux d'inflammation et une menace évidente de congestion cérébrale, ayant calmé l'éréthisme inflammatoire, la tumeur cessa de faire des progrès, tout en restant aussi dure, aussi douloureuse, aussi grosse, et elle l'était assez pour empêcher les mouvements du cou. C'est alors que je fis commencer l'usage des cataplasmes indiqués plus haut ; ils enlevèrent rapidement la rougeur, la douleur et la chaleur

s'ouvrit spontanément en un point, qui avait proéminé depuis quelques jours. Le pus qui sortit fut mal lié, mêlé de sang et de grumeaux, et il s'établit une suppuration séreuse, qui persista plus de six semaines. Enfin cette plaie, qui était fistuleuse, pansée avec l'*onguent miraculeux* (1), se cicatrisa momentanément. Cette cicatrice était déprimée, et offrait à son centre un petit mamelon, qui faisait une saillie de près de 4 lignes. Ce mamelon ne tarda point à s'ulcérer par plusieurs petits points et à fournir de nouveau, en très-petite quantité, une suppuration de même nature que précédemment. Madame C*** ayant alors manifesté le désir que M. le docteur Duhamel, qui l'avait suivie pendant une absence que j'avais faite et au moment de l'ouverture de l'abcès, la vît aussi, nous nous réunîmes : ayant fait pénétrer une sonde par plusieurs des petites ouvertures offertes par le petit mamelon, nous trouvâmes l'os de la mâchoire légèrement dénudé en deux points un peu au-dessus de son bord inférieur. Cette

---

et déterminèrent, en moins de dix ou douze jours, la résolution complète de cette tumeur, dont la marche croissante était vraiment de nature à inspirer de l'inquiétude, et dont la terminaison par suppuration n'était pas non plus sans dangers.

(1) Voici la formule de cet onguent, telle que la donne Jourdan (*Pharmacopée universelle*) qui l'a prise dans la pharmacopée wurtembourgeoise :

     Minium.
     Litharge. . . . . a. a.   250 grammes.
     Céruse. 1,000   —
     Huile d'olives. 1,500   —
Faites cuir sur un feu doux et ajoutez :
     Savon de Venise ratissé. . . . 128 grammes.
Lorsque la masse est parvenue à la consistance d'un emplâtre un peu dur ajoutez-y encore :
     Poudre impalpable de bois de laurier.
     Camphre pulvérisé, 16 grammes.
Son nom lui est venu sans doute des succès qu'on a obtenus de son emploi; quant à moi je m'en suis souvent fort bien trouvé, et je l'emploie beaucoup.

circonstance, à laquelle se joignait une douleur peu vive mais permanente dans tout le côté malade de l'os, nous détermina à prescrire un traitement avec le stannate d'or, et je conseillai en outre de reprendre les pansements avec l'onguent précédemment prescrit.

L'usage de pilules aurifères contenant 5 milligrammes d'oxyde, prises le matin à jeun, fut commencé le 27 juin. On en prit d'abord une, puis la dose en fut successivement portée, en l'augmentant de dix en dix jours, à deux, trois et quatre. On était arrivé à cette dose dans les premiers jours du mois d'août, et alors déjà l'ulcère était cicatrisé. Le traitement fut encore continué, mais par doses décroissantes, jusqu'à la fin de septembre. La suppuration avait d'abord augmenté, elle avait détruit ce petit mamelon dont j'ai signalé l'existence, puis la plaie s'était déprimée à son centre en se rapetissant, et enfin, la peau allant adhérer à l'os sous-jacent, la cicatrisation s'était opérée.

Si je ne signalais point une circonstance importante, survenue presqu'au moment où le traitement fut commencé, ce serait à lui qu'on devrait nécessairement attribuer entièrement la guérison de madame C***; mais, en médecine, il faut *tout* dire, et j'ai donc à dire, au sujet de madame C***, que le 8 juillet, elle avait quitté ce logement si malsain, qu'elle occupait depuis près de trois ans, pour aller demeurer, à un quatrième étage, dans un des quartiers les plus sains et les plus aérés de Paris, dans un appartement convenablement élevé de plafond et exposé aux rayons du soleil levant et couchant. En même temps il lui était arrivé un peu plus d'aisance, et elle avait pu avoir un régime alimentaire meilleur. De sorte que dans le même moment où elle commençait un traitement, dont il me sera sans doute bien facile de prouver toute la puissance dans le traitement des scrofules des os, elle se trouvait soustraite à toutes les influences, qui avaient probablement déterminé le développement de la maladie, contre laquelle ce traitement était dirigé. Aussi la valeur de cette cure s'en trouve-t-elle d'autant réduite, et je ne penserais certes pas à soutenir la bonté de la méthode aurifère, si je n'avais, pour la prouver, que des faits de cette nature. Aussi n'ai-je rapporté celui-ci que parce qu'il peut contribuer à jeter quelque jour sur l'étiologie des maladies scrofuleuses, et aussi parce qu'en définitive le traitement n'a jamais pu que contribuer à hâter et à rendre plus solide cette cure, qui date aujourd'hui (15 septembre 1850), de quatorze ans, et que rien n'est encore venu démentir.

L'observation suivante va de suite différencier une maladie scrofuleuse générale et constitutionnelle de celles qui seraient semblables ou analogues à la précédente et qui, par conséquent, se seraient développées sous l'influence de causes momentanées, pour, peut-être, se guérir spontanément, sitôt que ces causes délétères auraient cessé de réagir sur la personne malade.

En faisant prendre à cette même observation la seconde place et en la mettant ainsi en tête de toutes celles où les symptômes existants se sont développés sous l'influence d'un principe morbide constitutionnel, je ne lui donne certainement pas le rang qu'elle devrait occuper par son degré de gravité ; mais ce malade est le premier scrofuleux que j'aie traité, et c'est pour ainsi dire par droit d'ancienneté que son histoire se trouve former la seconde observation de ce mémoire. Sa lecture attentive démontrera, surtout en la comparant aux observations des malades traités plus récemment, que l'application de la méthode aurifère demande une certaine aptitude, que je n'avais point alors et que je crois avoir acquise depuis.

OBSERVATION II extraite de ma pratique. — *Constitution scrofuleuse.* — *Amaigrissement et affaiblissement extrêmes de tout le côté gauche du corps.* — *Ulcère sur le pied du même côté et carie des os du tarse.* — *Inefficacité de la médication ordinaire (excitants et amers).* — *Guérison par le perchlorure d'or et de soude en frictions sur la langue.* — *Cure qui date aujourd'hui (15 sept. 1850) de vingt-six ans.*

D*** (Adolphe), âgé de 6 ans et demi, est né de parents qui paraissent fort sains. Il était à l'époque de sa seconde dentition, qui s'opère lentement, et voici l'ensemble des symptômes qu'il offrit à mon observation la première fois que je le vis (15 août 1823) : Yeux bleus, cernés; ailes du nez écartées; lèvres grosses, surtout la supérieure; physionomie hébétée; appétit capricieux et irrégulier; pouls habituellement fréquent (90 à 100 pulsations); tout le côté gauche du corps, plus maigre que le droit, est si faible que le malade ne peut en aucune manière se soutenir sur sa jambe gauche et ne peut qu'à peine se servir du bras du même côté; quoique le bassin paraisse bien conformé, cette même jambe est d'au moins trois centimètres plus courte que l'autre; sur la face supérieure du pied gauche, dans la région du tarse, tumeur grosse comme un œuf de pigeon, rouge, indolente, un peu chaude, sans fluctuation; cet enfant a toujours été languissant depuis l'âge de six mois. Il a eu deux frères qui sont morts offrant des symptômes de scrofules. Il a une sœur, âgée de 18 ans, jolie, fraîche, bien portante, mais ayant aussi des cicatrices provenant évidemment d'anciens engorgements scrofuleux, qui se sont terminés par la suppuration. Cette sœur est aujourd'hui (1) mariée et a un enfant qui paraît jouir d'une excellente santé. Elle-même se porterait bien, si elle n'était pas tourmentée d'une névralgie, qui a son siége dans la tête. Quant à l'autre sœur, qui a toujours été la mieux portante, elle a subi, sans en souffrir, l'influence effrayante du climat de la Russie, où elle s'est établie et mariée. Elle a aussi un enfant qui se porte fort bien. Le père D*** est mort il y a déjà plusieurs années d'une maladie aiguë à un âge peu avancé. La mère D*** vient (juin 1849) de mourir du choléra, à l'âge de 69 ans.

Pendant trois mois, Adolphe fut d'abord soumis à la médication généralement usitée alors pour le traitement des scrofules : frictions sur la colonne vertébrale et le côté malade avec un liniment excitant; sirop de gentiane et de quinquina avec la tisane de houblon; usage continuel de linge aromatisé. Pour régime alimentaire : viandes de boucherie, viandes

---

(1) 15 septembre 1850.

noires, rôties et grillées, vin généreux, exercice, insolation.

Pendant ce premier traitement, qui resta sans effets marqués, la tumeur (malgré une double application de sangsues, les cataplasmes émollients peu chauds) s'ouvrit spontanément. Cet événement fut précédé d'un mouvement fébrile et de quelques symptômes de gastricité, que je combattis par la limonade et les lavements émollients.

C'est peu de temps avant l'ouverture de cet abcès, auquel avait succédé un ulcère irrégulièrement ovale, à bords renversés, rouges, et dont le fond était rempli par une matière pultacée, blanchâtre, que le jeune D*** avait commencé l'usage du perchlorure d'or et de soude en frictions sur la langue, faites le matin après le déjeuner et dont il consomma 20 centigrammes (du 18 novembre à la fin de janvier 1824) successivement par gramme 0.0025, 0.0030, 0.0035 et 0.0040 (1).

Les effets du nouveau traitement se firent bientôt sentir. Dès les premières doses du deuxième grain, le jeune D*** paraissait plus gai, moins hébété, et, vers les dernières doses, son visage était évidemment moins maigre. L'ulcère s'était détergé et prenait aussi chaque jour un meilleur aspect; il diminuait de grandeur et de profondeur. La suppuration restait liquide et la pression exercée dans plusieurs points constatait le décollement des chairs et l'existence de foyers purulents plus ou moins éloignés. J'opposai au décollement la compression, que j'exerçai à l'aide de compresses graduées.

L'augmentation de l'appétit était telle à la fin du troisième grain, que le petit malade demandait sans cesse à manger, ce qu'il ne faisait jamais auparavant. A cette même époque (15 janvier 1824), l'ulcère était presque superficiel, ses bords unis; son fond rosé et les clapiers avaient disparu. Alors aussi des mouvements critiques de plus en plus prononcés déterminèrent une amélioration encore plus marquée. Il s'é-

---

(1) Ou, si on l'aime mieux, avec les doses en usage à cette époque : 4 grains divisés successivement par 20cs, 16cs, 14cs et 12cs de grain.

tablit une salivation douce et peu incommode; les urines furent plus copieuses et fournirent chaque jour un dépôt abondant et blanchâtre; j'observai aussi de grandes transpirations, mais surtout du côté malade. Dès ce moment celui-ci reprit un peu de force, et D.*** put s'appuyer légèrement sur la jambe gauche, qui s'étendait mieux et dont l'articulation fémoro-poplitée était moins raide.

Vers le 15 janvier, au moment où l'on commençait l'usage du quatrième grain, gonflement et rougeur du bord extrême du pied gauche, tumeur molle, qui prend un accroissement rapide avec des accidents franchement inflammatoires, s'ouvre spontanément vers le 25 janvier et fournit abondamment un pus épais et bien lié, mais cependant encore mêlé de petits grumeaux.

J'étais novice encore dans le traitement des maladies scrofuleuses et dans l'emploi des préparations d'or, et la formation de ce nouvel ulcère, bien plus grand que le premier, qu'entouraient de nombreux clapiers; le développement, vers la malléole interne, d'une autre tumeur qui s'accompagnait d'une sensibilité extrême et qui ne tarda point à s'abcéder; tous ces nouveaux symptômes m'effrayèrent et me découragèrent. Aussi, quoiqu'il fût évident que l'amélioration qui existait dans l'état du malade ne datât que du moment où j'avais fait commencer l'usage du perchlorure, je le fis cesser et je prescrivis le vin de quinquina.

La plaie de la face dorsale du pied paraissait se cicatriser, et cependant elle suppurait abondamment et laissait apercevoir vers sa partie supérieure un corps saillant et dur, que je reconnus être un os du tarse carié. Je fis panser la plaie avec du baume d'Arcœus, qui, en activant la suppuration, agrandit l'ulcère et favorisa la sortie de cet os, que je finis par pouvoir extraire. Dès ce moment, l'ulcère diminua rapidement de grandeur. Les deux autres suivirent d'abord la même marche. Mais, malgré le vin de quinquina, malgré le liniment tonique déjà employé, l'état du malade se montra bientôt stationnaire. Le côté gauche avait repris un peu d'embonpoint, mais

le jeune malade ne s'appuyait plus sur son pied, ce qu'il avait
cessé de pouvoir faire depuis les derniers accidents; le travail
de la dentition qui avait si bien marché pendant le temps de
l'usage du sel aurifère, s'était de nouveau suspendu; les plaies
ne faisaient plus aucun progrès. Voyant cela, je fis reprendre
les frictions sur la langue avec le perchlorure d'or et de soude
et jusqu'à la cure complète, le malade en consomma de nouveau 30 centigrammes en quatre mois par gr. 0.0020, 0.0025,
0.0030 et 0.0035 (1).

Les effets produits par cette nouvelle administration du sel
aurifère furent analogues à ceux du premier traitement. Il y
eut successivement : augmentation dans l'appétit; urines copieuses avec dépôt, ou transpirations abondantes qui, même
lorsqu'elles se calmèrent, persistèrent aux pieds et surtout au
pied malade; retour progressif de la force dans les deux membres malades, l'articulation fémoro-poplitée devenant chaque
jour plus libre; chaque jour aussi le pied diminua de volume,
les ulcères se rapetissèrent et enfin se cicatrisèrent l'un après
l'autre; c'est le dernier ouvert qui se cicatrisa le premier.
Enfin la cure était définitive à la fin de septembre 1824. La
dentition qui, après avoir langui avait repris son activité,
était terminée à la même époque.

Malgré cette guérison obtenue et dont la solidité est ga-
rantie par un laps de temps de vingt-six années, le jeune
D*** a conservé une infirmité, qu'on n'aurait pu guérir
que dans une maison d'orthopédie. Je n'ai jamais pu obtenir l'extension complète de la jambe, et la marche ne s'opère
du côté gauche que sur la pointe du pied. Quoique, pendant
le traitement, la jambe se soit bien allongée, le talon se soit
bien abaissé, il ne touche pas le sol.

OBSERVATION III extraite de ma pratique. *Gonflement, sinon
carie d'un des os du tarse. — Aucun traitement antérieur.* —

_____

(1) Ou, si l'on aime mieux : 6 grains divisés successivement par
24es, 20es, 16es et 14es de grain.

Guérison par le stannate d'or à l'intérieur. — Cure qui date aujourd'hui de douze ans et demi.

J'ai vu pour la première fois, le 6 septembre 1837, Gustave *** âgé alors de 8 ans et demi. Cet enfant portait sur le dos du pied gauche, près du cou-de-pied, une ulcération grande environ comme une pièce de 1 fr. presque superficielle, d'une forme irrégulière et placée à peu près au-dessus du deuxième os cunéiforme. Quoique très-probablement cet os (ou un des os voisins) fût malade, je n'ai pas réussi à faire pénétrer un stylet très-fin. Ce mal aurait pu être considéré comme fort léger s'il ne se fût accompagné d'un amaigrissement marqué du membre, comme on va le voir, d'après les mesures que j'ai prises comparativement avec le membre sain :

	A la jarretière,	Au mollet,	Au-dessus de la cheville,	Sur le siége du mal.
Jambe droite	0^m.215	0^m.220	0^m.152	0^m.198
Jambe gauche	0^m.210	0^m.220	0^m.146	0^m.205

et s'il n'avait pas succédé à une affection du poumon droit, qui fut assez grave pour que le médecin ordinaire ait condamné le jeune malade, qui du reste lui a toujours inspiré de graves inquiétudes du côté de la poitrine.

Le mal du pied datait de la mi-février de cette même année (1837). A cette époque, en chaussant l'enfant, on s'aperçut que son soulier le gênait du pied gauche et que cette gêne résultait d'un léger gonflement, ayant son siége où j'ai dit. Plusieurs applications de sangsues, les cataplasmes émollients tenus jour et nuit sur la tumeur, le repos absolu n'empêchèrent pas la formation d'un abcès, qui ne s'ouvrit cependant que trois mois après (15 mai). Comme cette plaie ne causait aucune douleur, que le manque d'exercice avait fait maigrir l'enfant, on lui laissa reprendre toutes ses premières habitudes et on pansa l'ulcère avec l'onguent Canet.

Depuis ce moment l'engorgement a été en diminuant, et on a vu qu'il est tel aujourd'hui qu'il n'y a qu'une différence de 7 millimètres en plus du pied malade au pied sain. Mais la

2

mère de l'enfant remarqua que, depuis quelque temps, son fils, qui avait repris de la force et de l'embonpoint, maigrissait de nouveau d'une manière sensible, et que sa marche était moins ferme, quoiqu'il ne se plaignît jamais ni pour marcher, ni pour sauter, ni pour courir.

J'ai fait de la poitrine un examen attentif; la percussion ne m'a donné que des renseignements négatifs et favorables; mais, si j'ai bien entendu le bruit respiratoire dans toutes les parties inférieures de la poitrine, il n'en est plus de même pour le sommet où l'on entend à peine, et surtout à gauche, l'expansion pulmonaire. C'est le poumon de ce côté qui, à l'époque de la maladie dont nous avons parlé, a été le plus malade; c'est aussi le côté du pied malade.

J'ai fait immédiatement commencer à l'enfant un traitement par les préparations d'or (le stannate d'or à l'intérieur), et j'ai fait remplacer les pansements d'onguent Canet avec de la charpie simple.

14 septembre.—Il a fallu revenir presque de suite aux pansements avec l'onguent Canet; ceux avec la charpie avaient fait guérir la plaie, ce qui avait amené un gonflement du pied avec douleur et fait développer une petite tumeur que l'onguent a fait rouvrir.

5 octobre. — Aucun changement, qu'une diminution assez marquée dans la suppuration et une disposition à ce que la plaie se ferme de nouveau, ce qui me détermine à la faire panser avec l'onguent de l'Abbaye-du-Bec.

12 octobre. — Le nouvel onguent n'a pas excité plus de suppuration et la plaie a une tendance bien marquée à la cicatrisation. Le pied me paraît même moins volumineux, ce dont je m'assurai à ma prochaine visite, en prenant de nouvelles mesures : la mère a en outre remarqué que l'enfant en marchant porte moins le pied en dedans, et que sa marche est plus ferme. L'enfant ne maigrit plus, et nous tombons tous d'accord pour reconnaître que son teint est plus frais et plus animé.

Nouvelles mesures prises le 24 octobre 1837.

	A la jarretière,	Au mollet,	Au dessus de la cheville,	Sur le siége du mal,
Jambe droite, saine.	215^{mm}.	238^{mm}.	158^{mm}.	194^{mm}.
Jambe gauche, malade.	215	238	155	210

Ces mesures témoignent assez hautement du changement favorable qui s'est opéré dans la santé du jeune D***, qui d'abord avait cessé de maigrir, pour ne pas tarder ensuite à engraisser de la manière la plus évidente; et, chose bien importante à signaler, c'est que le côté malade, outre qu'il a repris l'embonpoint qu'il avait perdu, a pris autant de force que le côté sain. Quant à la plaie, pour un moment elle avait paru vouloir se guérir; mais depuis que le jeune malade prend des doses un peu élevées d'oxyde d'or, la suppuration a augmenté sensiblement et la tumeur a pris un accroissement marqué.

16 novembre. — On remarque peu de changement dans l'état de la plaie; elle paraît cependant vouloir se cicatriser; car elle suppure infiniment moins depuis quelques jours. Le gonflement sur lequel elle siége paraît aussi sensiblement diminué. L'enfant continue d'engraisser de la manière la plus marquée, et le membre malade y prend une part presque aussi active que l'autre.

25 novembre. — Il est survenu un rhume léger qui me fait prescrire pour la première fois une tisane: c'est une décoction légère de gruau gommée et sucrée. — Je trouve l'état du malade si satisfaisant, que je fais supprimer un vésicatoire qu'il portait depuis plusieurs mois.

11 décembre. — Le pied est entièrement cicatrisé et il ne reste plus qu'une croûte, un galon, qui, par la légère saillie qu'il fait sur la peau, établit la seule différence de volume qui existe encore du pied malade au pied sain. Une légère excitation a fait momentanément suspendre l'usage des pilules; on les reprend à la dose de deux, et le 25 suivant on passe à quatre pilules, prises toujours le matin à jeun.

28 *décembre.* — Je fais prendre au jeune Gustave six pilules et huit le 13 janvier, et enfin dix le 19 ; et après s'être maintenu à cette dernière dose pendant quelques jours , le traitement est suspendu jusqu'au 21 février 1838. Ces doses élevées de préparations d'or (5 centigrammes de stannate d'or par jour) n'ont produit d'autre effet que de donner un grand appétit à l'enfant et de le faire notablement engraisser, et le côté malade n'y a pas pris moins de part que le côté sain. Quant au pied, il est dans le même état que le 11 décembre, c'est-à-dire toujours recouvert de cette même croûte, signe qu'il continue de se faire une petite sécrétion , phénomène, du reste , qu'on observe toujours après la cicatrisation des plaies de ce genre et qui se prolonge quelquefois longtemps après leur guérison.

Quoiqu'on pût dès ce moment considérer Gustave D*** comme guéri, je fis continuer quelque temps encore le traitement, mais à des doses plus faibles ; ensuite deux fois, après une suspension de quinze jours environ du traitement, je fis reprendre l'usage des pilules aurifères par doses rapidement croissantes et en arrivant à dix pilules prises le matin à jeun, et en m'y maintenant quelques jours j'essayai, en m'efforçant de produire une vive excitation , de faire rouvrir la plaie ; mais je n'y réussis pas, et la croûte qui persistait diminua de volume et se reforma de plus en plus lentement pour disparaître entièrement. Je me propose cependant de faire reprendre encore, pendant le cours de l'hiver prochain, quelques préparations d'or à Gustave D*** (1) ; car il ne faut pas se dissimuler que les maladies scrofuleuses sont fort sujettes à rechute. C'est cette circonstance , sur laquelle je reviendrai, qui explique que j'aie tant tardé à publier les résultats que je vais continuer de faire connaître : j'ai voulu attendre que le temps les eût bien confirmés.

_____

(1) Ce supplément de traitement a été fait malgré son inutilité évidente ; aussi n'en ai-je pris aucune note, de sorte que je n'en saurais rendre aucun compte.

Pendant la durée de son traitement, Gustave D*** a consommé gr. 3.25 de stannate d'or en commençant par 5 milligr., et en arrivant à plusieurs reprises à en prendre 10 centigr. chaque matin à jeun.

M. Gustave D***, qui a aujourd'hui (15 sept. 1850) près de 21 ans, est un beau jeune homme fort et vigoureux, dont la bonne santé ne s'est point un instant démentie depuis douze ans que cette cure a été obtenue.

OBSERVATION IV extraite de ma pratique. — *Carie d'un des os du tarse.* — *Inutilité de plusieurs traitements antérieurs internes et locaux; de la teinture d'iode à l'intérieur.* — *Guérison par le stannate d'or, le perchlorure d'or et de soude donnés à l'intérieur en les associant à l'extrait de thymélée.* — *Cure qui date aujourd'hui (15 septembre 1850) de près de treize ans.*

Nicolas B***, âgé de dix ans, d'une bonne et forte constitution, me fut amené le 27 août 1835 par son père et sa mère, qui habitent Rueil et chez lesquels je ne trouvai aucun des signes qui dénotent un tempérament scrofuleux. Nicolas n'a jamais eu d'autres maladies d'enfance que des angines couenneuses plus ou moins graves (1). Il y a cinq ans (au mois d'août 1830), sans cause appréciable, développement d'une petite tumeur sur le côté externe du pied droit, au voisinage de l'articulation tibio-tarsienne, probablement sur le cuboïde. Cette tumeur s'est développée très-lentement et ne s'est ouverte qu'au bout de deux ans environ. Elle a fourni un pus concret, d'un blanc jaunâtre et mêlé de quelques traces noirâtres. Depuis cette époque jusqu'à ce jour (27 août 1835), par conséquent pendant une période de trois années, la plaie qui est résultée de l'ouverture de cette tumeur, s'est continuellement ouverte et fermée : ouverte, elle fournissait une

---

(1) Du moins tels sont les renseignements que m'a donnés la mère, qui a bien pu confondre la laryngite striduleuse (faux croup) avec l'angine couenneuse, qu'il est difficile d'avoir un grand nombre de fois, même quand elle ne siége pas dans les voies aériennes.

suppuration semblable à de l'eau roussâtre, et qui a varié par sa quantité, mais sans jamais être très-abondante ; refermée, elle donnait lieu au développement d'une tumeur, qui s'accompagnait de douleurs quelquefois atroces, de la perte de l'appétit, du sommeil, d'une fièvre souvent violente. Tous ces symptômes cessaient avec l'ouverture (toujours spontanée) d'un nouvel abcès.

Nombreux traitements locaux avec l'eau végéto-minérale, les émollients, les suppuratifs et les résolutifs. — A l'intérieur, tisanes amères, excitantes, et enfin teinture d'iode, conseillée par le professeur Marjolin. Le tout sans produire aucun résultat.

Aujourd'hui (27 août 1835), la plaie persiste, fournissant la même suppuration, offrant l'aspect d'une cicatrice imparfaite dont le pourtour est enflammé, sans presque de douleur au toucher, ne paraissant pas beaucoup gêner la marche et cependant faisant boiter l'enfant. La jambe est légèrement amaigrie et les chairs en sont plus molles que celles de la gauche. Du reste, dans ce moment, la santé générale est excellente, l'appétit bon, le sommeil parfait.

J'ai immédiatement prescrit le stannate d'or à l'intérieur, en l'associant aux extraits de seconde écorce de thymélée et de réglisse. J'ai d'abord fait croître les doses au fur et à mesure que j'avançais dans le traitement, et j'ai plus tard adjoint le perchlorure d'or et de soude pour augmenter l'activité du traitement.

Je récapitule ici toutes mes formules, avec leurs dates :

27 *août*. — 20 centigrammes de stannate d'or, avec 50 centigrammes d'extrait de seconde écorce de thymélée, en 20 pilules ; — et gramme 0.25 d'oxyde avec gramme 0.75 du même extrait pour vingt autres pilules.

29 *septembre*. — 40 et 50 centigrammes d'oxyde avec chaque fois 1 gramme du même extrait, pour deux fois 20 pilules.

8 *novembre*. — 1 gramme de stannate et gramme 1.50 d'extrait pour 40 pilules.

17 *décembre*. — Gramme 0.50 d'oxyde et gramme 0.10 de perchlorure d'or et de soude, avec 1 gramme du même extrait pour 20 pilules.

5 *janvier*. — 1 gramme de stannate, 25 centigrammes de sel aurifère et 3 grammes d'extrait de thymélée pour 40 pilules. — Quant à l'extrait de réglisse dont la dose fut invariablement de 5 centigrammes par pilule, on comprend qu'il n'était ajouté que comme excipient et qu'afin de diminuer l'action directe de l'autre extrait sur l'estomac.

1° Ces pilules étaient prises à la dose d'une pilule chaque matin à jeun.

2° Je conseillai en même temps des pansements renouvelés matin et soir avec l'onguent de l'Abbaye-du-Bec (1) étendu sur de la charpie.

3° Un régime varié, pas de tisane, un bain par semaine et beaucoup d'exercice, sans cependant entraver les études.

29 *septembre*. — Léger agrandissement de la plaie fistuleuse, qui forme maintenant une petite ulcération d'un bon aspect, presque superficielle et creusant comme les plaies de ce genre, quand elles tendent à se cicatriser. Il est survenu à côté de cette même plaie un léger gonflement non douloureux et sans doute osseux. La fistule qui existait à la première visite ne s'est fermée qu'une fois, ce qui a donné lieu immédiatement à un gonflement considérable, s'étendant à toute la partie supérieure du pied; l'onguent de l'Abbaye-du-Bec l'a dissipé en procurant l'ouverture de la tumeur et l'évacuation d'une assez grande quantité de matières purulentes. Depuis cet instant la suppuration a notablement diminué. — Les garde-robes sont devenues plus régulières et plus abondantes. L'appétit, les digestions, le sommeil, sont excellents.

Depuis ce moment jusqu'au 5 janvier 1836, la plaie, en continuant de creuser en godet de manière à former une ci-

---

(1) C'est un onguent suppuratif dans lequel la poix entre dans une grande proportion.

catrice qui adhère à l'os sous-jacent, s'est fermée deux fois,
la première sans produire aucun des anciens accidents,
la seconde (du 10 au 15 décembre 1835) en les renouve-
lant en partie; chaque fois l'onguent de l'Abbaye-du-Bec
a dissipé la crise en rappelant la suppuration. Ces accidents
n'ont point empêché la tumeur de se résoudre, et le 5 janvier 1836 la plaie se ferma de nouveau, et quoique le pourtour restât rouge, l'enfant a pu faire trois lieues à pied sans
éprouver ni fatigue ni douleur. — Le 16 février, le mieux se
soutenait et je commençai à administrer des doses plus faibles
des préparations aurifères mises en usage (stannate d'or gr.
0.75. — Perchlorure d'or et de soude gr. 0.05. — Extrait de
thymélée gr. 1.50 pour 30 pilules. — Stannate gr. 0.50. —
Perchlorure gr. 0.05. — Extrait de thymélée gr. 1.50 : —
30 pilules), et on ne faisait plus de pansements qu'avec de la
charpie sèche.

Ces dernières pilules tendaient à leur fin, quand une nouvelle crise se manifesta à la fin de mars, et se renouvela du
10 au 15 avril 1836. Quoique ces deux crises eussent été
moins fortes que les précédentes; quoique la dernière eût été
fort légère et qu'elle eût été suivie de toutes les apparences de
la guérison, puisque la plaie se cicatrisa en *godet*, je demandai qu'on continuât le traitement et les pansements avec l'onguent excitant employé jusqu'à présent. Mais c'est en vain
que je fis à ce sujet toutes les instances imaginables, les parents s'y refusèrent *par mesure d'économie.* Et cependant je
pressentais (quoique l'enfant se fût toujours refusé à ce que
sa plaie fût sondée) qu'il y avait là un os carié, qu'il fallait,
pour que la cure fût complète et définitive, qu'il fût expulsé.
La seule excuse des parents était dans l'excellente santé de
l'enfant qui était grandi, fortifié; dans l'état du pied et de la
jambe qui ne différaient plus, déjà depuis deux mois, du
membre qui n'avait jamais été malade. Cet état si satisfaisant
dura jusqu'en juillet 1837, mais le 8 de ce mois, après quelques heures de douleurs fort vives, *la plaie se rouvrit!*

Le traitement avec les pilules de stannate d'or et l'extrait de thymélée et les pansements avec l'onguent de l'Abbaye-du-Bec furent immédiatement repris, et je prescrivis 150 pilules avec gr. 4.50 d'oxyde d'or par l'étain et gr. 7.50 d'extrait de seconde écorce de thymélée, associé à la même porportion d'extrait de réglisse. Ces pilules furent prises à la dose d'une d'abord chaque matin à jeun, puis de deux pendant quelques jours, et enfin d'une pendant le reste de la durée de ce second traitement, qui fut prolongé jusqu'à la fin de septembre.

Dès le 27 juillet les symptômes généraux étaient dissipés, la plaie qui était fistuleuse au début s'était agrandie et était entourée d'un bourrelet proéminent surtout d'un côté. Vers le 20 août cette tumeur augmenta, et il fut évident qu'elle résultait du déplacement de l'os sous-jacent; car, après la sortie de quelques petites esquilles, la plaie donna issue à une portion considérable d'os carié; quelques esquilles s'échappèrent encore ensuite, et la cicatrisation (*toujours en entonnoir*), ne se fit point attendre. Déjà, avant qu'elle eût eu lieu, Nicolas se retrouvait dans les mêmes conditions qu'avant cette crise, qui fut la dernière; car depuis cette époque Nicolas B***, que j'ai eu l'occasion de revoir plusieurs fois et encore tout dernièrement, n'a éprouvé aucun nouvel accident. — Il a consommé dans ces deux traitements gr. 9.60 d'oxyde, gr. 0.45 de sel aurifère et gr. 20.25 d'extrait de seconde écorce de thymélée. La moindre dose a été pour l'oxyde de 1 centigramme et pour l'extrait de 5 centigrammes. Les plus fortes ont été de 10 centigrammes et 20 centigrammes par jour.

Nicolas B*** continue de se bien porter, et il est aujourd'hui (15 septembre 1850) marié depuis le mois de janvier dernier. Voici donc une guérison attestée par treize années de bonne santé.

A la lecture des deux observations qui précèdent, on pourra se demander si le peu d'importance du symptôme existant annonçait une maladie scrofuleuse assez grave pour m'engager à faire subir aux deux malades un traitement interne. Je répondrai que les symptômes généraux, l'amaigrissement de tout le corps et celui surtout du membre malade, dénotaient assez la gravité et la généralité de l'affection pour Gustave D*** (Obs. III). Quant à Nicolas B*** (Obs. IV), je ferai valoir aussi l'amaigrissement du membre malade et la ténacité de la maladie, qui durait depuis cinq ans, lorsque j'ai commencé le traitement. Mais comme on pourrait insister, j'enregistrerai ici l'observation suivante qui, je crois, démontrera qu'on ne saurait toujours juger par les symptômes apparents de la gravité d'une maladie scrofuleuse.

Observation V extraite de ma pratique. — *Nécrose d'une phalange d'un gros orteil. — Inefficacité de l'iode et de plusieurs autres traitements. — Progrès de la maladie qui envahit plusieurs autres points de la charpente osseuse. — Décomposition générale. — Hydropisie ascite, œdème, etc. — Mort. — Autopsie.*

Le 15 octobre 1833, je fus appelé à Bougival (département de Seine-et-Oise) pour l'enfant d'un serrurier de cette commune (M. D...). Cet enfant, qui paraissait du reste jouir de la plus brillante santé, ne portait d'autre symptôme de la maladie qui l'a fait succomber plus tard, qu'un gonflement assez considérable du gros orteil gauche, dont la peau était d'un rouge livide et qui offrait à sa face interne une ulcération assez large et de fort mauvais aspect et une petite plaie fistuleuse située sur le dos de l'orteil.

A la vue de ce mal, qui datait déjà de plus d'un an et qui s'était aggravé de jour en jour, malgré l'emploi de la teinture d'iode et plusieurs autres traitements généraux et locaux, je ne doutai pas qu'il n'y eût là une nécrose d'une des deux phalanges de l'orteil ou des deux.

Je conseillai un traitement par le stannate d'or et l'extrait de thymélée ; mais comme en même temps je laissai entrevoir que, vu l'état avancé de la maladie locale, il faudrait peut-être avoir plus tard recours à l'amputation du gros orteil, mes avis ne furent point goûtés.

Le 20 avril 1836, je fus rappelé près de cet enfant; voici l'état dans lequel je le trouvai : OEil animé et brillant, coloration des pommettes, œdème de la face; pouls, 120 à 124 pulsations; infiltration générale, hydropisie ascite; dévoiement, quoique les intestins paraissent être dans un état fort satisfaisant; infiltration des extrémités inférieures, qui ont acquis un volume effrayant; gros orteil du pied gauche (point de départ de la maladie) entièrement déformé et offrant une énorme ulcération du plus fâcheux aspect; un peu au-dessus du coude, du même côté, plaie fistuleuse; au pied droit, c'est le second orteil qui est malade : il offre le même aspect que celui du pied gauche, il porte une ulcération semblable; cependant les altérations morbides et la déformation sont bien moins prononcées; sur l'avant-bras du même côté, un peu au-dessus de l'articulation du coude et sur le bras, près du poignet, tumeur tout à fait indolente, d'un rouge assez vif et cependant sans fluctuation apparente.

En voyant le jeune D... dans cet état, je ne consentis à donner que quelques avis sans importance. *Il succomba le 30 du même mois où je l'avais revu,* après avoir offert quelques phénomènes de congestion au cerveau (apoplexie séreuse). Le médecin de la famille et moi nous procédâmes à l'autopsie cadavérique. Je puis dire qu'à l'exception des quantités énormes de sérosité que nous trouvâmes dans presque toutes les cavités, et les désordres dont les os malades étaient le siége, nous n'eûmes que des *résultats pour ainsi dire négatifs* (1).

Le fait suivant viendra encore à l'appui des réflexions qui m'ont été inspirées par le jeune D***, et il prouvera que le diagnostic des maladies scrofuleuses, qui, de prime abord paraît presque toujours si simple, peut cependant être fort obscur.

J'eus occasion d'assister en septembre 1835 à la nécroscopie d'une enfant de deux ans, qui avait succombé à une in-

---

(1) Cette observation a été insérée, mais avec les détails les plus circonstanciés dans mon mémoire sur l'*Analogie et les différences entre les tubercules et les scrofules* (OBS. XXVIe, pag. 86).

flammation de la base du crâne et du cervelet. Ayant appris que, quelques mois auparavant, elle avait été soumise à un traitement anti-scrofuleux par les bains aromatiques et les toniques à l'intérieur, je voulus savoir quels motifs avaient déterminé le médecin, qu'on avait consulté, pour prescrire un semblable traitement, et l'on me montra sur le dos du gros orteil du pied gauche la cicatrice d'une petite plaie, qui avait été d'une cure fort difficile. Cette cicatrice, circulaire, ayant tout au plus un demi-millimètre de diamètre, portait à son centre une très-petite tumeur noirâtre, qui ressemblait à un poreau pédonculé. Une incision faite sur le centre de cette cicatrice me démontra qu'elle était superficielle, et en prolongeant mon incision jusqu'aux phalanges, il me fut démontré, que si les os sous-jacents avaient été malades, cela avait dû être à un bien faible degré, et je m'étonnai que, sur un si léger indice, on eût soumis à un traitement anti-scrofuleux une enfant si jeune. Mais, en continuant l'ouverture et l'examen du cadavre, on trouva la plupart des ganglions du mésentère engorgés, et plusieurs renfermaient cette matière caséeuse qui constitue une certaine forme de tubercule (1). Les poumons avaient été examinés auparavant et on n'y avait pas même trouvé de granulations. On chercha de nouveau et plus attentivement, et on finit par rencontrer un ganglion bronchique tuberculeux (2).

Dans les observations qui vont suivre la maladie acquiert un nouveau degré de gravité par l'importance de l'os frappé de carie, et la cure (nécessairement rendue plus difficile par

---

(1) Voir mon mémoire déjà cité (pag. 113) où se trouvent consignées les *Recherches* d'Ernest Boudet, sur les transformations que peut subir le tubercule.

(2) Je faisais cette autopsie avec Constant, enlevé aussi fort jeune à la science et qui avait déjà reconnu que la loi posée par M. Louis doit fléchir pour les enfants. Il avait entrevu une autre loi, que cette analyse confirmait et que MM. Rilliet et Barthez ont établie plus tard. (Voir mon Mémoire, *loc. cit.*, p. 169.)

cette même circonstance et par celle de symptômes généraux graves) n'en est pas moins obtenue à l'aide de la médication aurifère.

OBSERVATION VIe; par M. le docteur Arnal, médecin à Beziers (Hérault). — *Abcès considérable par congestion à la cuisse droite ; plaie fistuleuse, carie du fémur. Inutilité de pansements avec l'eau de Balaruc et d'un traitement interne avec les dépuratifs ordinaires.* — *Guérison obtenue en quatre mois par le perchlorure d'or et de soude en frictions sur la langue, et l'oxyde d'or par la potasse à l'intérieur.*

« La fille aînée de G***, âgée de 7 ans, scrofuleuse depuis « l'âge de 4 mois des suites de la petite vérole (1), portait de- « puis plus de six semaines une plaie fistuleuse à la partie in- « terne de la cuisse droite, qui précédemment avait été le « siége, mais à la partie externe, d'un dépôt considérable. « Vers la fin de février 1812, la malade se plaignit d'une « douleur sourde à l'endroit de la cicatrice. Tout le haut de « la cuisse se tuméfia, et dans l'espace de quelques jours il s'y « forma, sans beaucoup d'inflammation et sans douleurs très- « vives, un dépôt qui s'ouvrit spontanément et entraîna, avec « une quantité de matières purulentes, de grosses masses de « tissu cellulaire dont la sortie détermina une dénudation et

---

(1) J'ai eu depuis l'occasion d'examiner cette question dans mon Mémoire déjà cité (Voy. p. 165), mais je n'ai pas réussi à la résoudre complétement. Cette même circonstance me rappelle qu'à l'Hospice des Orphelins, on me présenta deux sœurs ayant toutes deux les glandes du cou engorgées et ulcérées. L'aînée, âgée de 6 ans au plus, était remarquable par sa précocité et savait donner avec la plus grande précision tous les détails qu'on pouvait désirer sur le commencement et la marche de sa maladie, qu'elle attribuait à la vaccine : les premiers engorgements s'étaient déclarés très-peu de temps après le succès de cette opération. Mais je l'embarrassai beaucoup, quand je lui demandai si c'était aussi à la vaccine, qu'il fallait attribuer la maladie de sa sœur, qui portait sur la face les traces évidentes de la petite vérole.

« une ouverture très-étendues. La fièvre se déclara ; la gastri-
« cité se développa et l'on sentit la nécessité de faire un trai-
« tement. M. Bourqueneaud père fut appelé ; il jugea la plaie
« profonde, fistuleuse, l'os carié ou prêt à le devenir, et con-
« seilla, en conséquence, l'eau de Balaruc en injections, des
« pansements faits avec le plus grand soin et un usage sou-
« tenu de remèdes internes, choisis parmi les dépurants. L'in-
« suffisance de ces remèdes me détermina, dans les premiers
« jours de mars, à essayer du muriate d'or en frictions sur
« la langue, à la dose d'un seizième de grain par jour. Au
« bout de quelques jours de ce nouveau traitement, nous re-
« connûmes, M. Bourqueneaud fils et moi, que la suppuration
« de la plaie était moins abondante, de meilleure qualité, et
« que l'ouverture extérieure était rétrécie. La station et la
« progression étaient cependant encore pénibles. Peu de
« temps après, l'écoulement purulent devint sanguin, l'en-
« gorgement du haut de la cuisse diminua et l'enfant com-
« mença à marcher. Bientôt la suppuration se tarit, les par-
« ties se dégorgèrent, l'enfant marcha presque sans boiter :
« elle avait à peine employé un grain de muriate, qu'il n'y
« avait déjà plus qu'un suintement lymphatique.

« Toutefois ce mieux ne fut pas de longue durée ; la sup-
« puration redevint abondante, et quoique l'enfant parût
« d'ailleurs se bien porter, la plaie s'étendit, toute la cuisse
« grossit, et il se forma un nouvel abcès à deux travers de
« doigt de la première plaie. A cette époque (en avril), après
« cinq ou six semaines de l'usage du muriate, nous essayâmes
« de l'oxyde d'or en pilules. Les plaies semblèrent de nouveau
« vouloir se cicatriser. En mai, le volume de la cuisse était
« encore considérable, mais les plaies paraissaient en voie de
« guérison, et la santé de l'enfant était on ne peut pas plus
« satisfaisante. Les pilules furent continuées, une nouvelle
« tumeur se forma en juin. En juillet, la plaie qui en était
« résultée, ainsi que les précédentes, était cicatrisée, et la ma-
« lade avait recouvré une santé à peu près parfaite. »

Observation VIIe; par M. le docteur Niel, médecin à Marseille. — *Gonflement considérable de la cuisse droite; plaie fistuleuse sur le grand trochanter; carie du fémur.—Symptômes généraux très-fâcheux. — Inefficacité de plusieurs traitements antérieurs. — Guérison par six grains de perchlorure d'or en frictions sur la langue. — Traitement de deux mois.*

« Les avantages que j'avais retirés des préparations d'or
« dans le traitement des affections scrofuleuses (1) me déter-
« minèrent à y avoir recours dans une maladie du même
« genre. Elle existait depuis environ deux ans, avait résisté à
« un traitement long et varié, à l'usage des eaux thermales
« d'Aix, prises en bains, en douches et en boisson, et était
« caractérisée par un gonflement de la cuisse droite et un ul-
« cère fistuleux, suite d'une tumeur dont la suppuration avait
« été fort lente à s'établir; cette fistule avait son ouverture
« vers le grand trochanter, et un sinus qui s'étendait jusqu'au
« tiers inférieur de la cuisse, en pénétrant sous les muscles.
« Le jeune homme, chez lequel se présentait cette affec-
« tion, était âgé de 20 ans; il avait eu, dans son enfance, des
« symptômes indubitables de scrofules; entre autres un abcès
« au pied, suivi de carie à l'un des os du métatarse. La fistule
« rendait en assez grande abondance une matière séreuse,
« parsemée de stries de pus et de quelques filets de sang.
« Tout mouvement de la part du membre affecté et de la
« jambe devenait impossible; le pouls était lent et le malade
« éprouvait, depuis quelque temps, de l'inappétence sans
« amertume à la bouche. Cet état était aggravé par une tris-
« tesse profonde et par des accès de désespoir bien naturels
« dans une pareille situation, et après avoir éprouvé tant
« d'*insuccès* des remèdes qui avaient été tentés jusqu'alors.

(1) Voir mon premier Mémoire : *De l'or dans le traitement des scrofules* (broch. in-8°, Paris 1837), où sont consignées un grand nombre d'observations du même médecin, qui est mort déjà depuis plusieurs années.

« Cette dernière circonstance rendait le malade peu acces-
« sible à la confiance, aussi éprouvai-je quelque difficulté à
« lui faire adopter un traitement, dont la grande simplicité
« semblait contraster avec une affection aussi grave, et avec
« l'impuissance des traitements antérieurs, qui paraissaient
« plus compliqués et qui étaient bien plus sévères. Ces consi-
« dérations me déterminèrent à brusquer la guérison en em-
« ployant, dès le début même, la muriate d'or et de soude à
« hautes doses, dans la crainte surtout que trop de lenteur
« dans les effets de ce sel triple n'en fît abandonner l'usage.
« Je commençai donc à l'administrer à un septième de grain
« par jour, et le malade en prit, sans interruption, trois grains
« divisés de la sorte, et chaque fraction partagée en deux
« doses, l'une frictionnée le matin, l'autre le soir. Au hui-
« tième jour d'usage du remède, le pouls acquit plus de force,
« et l'appétit augmenta; au onzième, la suppuration devint
« plus consistante et plus copieuse; au vingt-et-unième, l'ap-
« pétit était vif et pressant, le pouls développé, la cuisse moins
« volumineuse, et le foyer de la suppuration avait évidem-
« ment diminué d'étendue, puisque l'application et la pres-
« sion de la main sur le tiers inférieur de la cuisse n'excitaient
« plus la sortie de la matière, et que, pour obtenir cette sortie,
« il fallait exercer cette pression au-dessus et beaucoup plus
« haut. Ces avantages m'encouragèrent à élever la dose du
« muriate, que je portai à un sixième de grain par jour, en
« suivant le procédé que j'ai indiqué pour l'administration
« des grains précédents. A la cinquième dose, le pouls s'a-
« nima davantage, la chaleur du corps augmenta considéra-
« blement et il survint une sueur qui dura plusieurs jours :
« quand elle eut cessé, le pouls reprit son rithme habituel, la
« température extérieure du corps son degré ordinaire, et la
« cuisse fut réduite à la moitié du volume qu'elle avait con-
« tracté auparavant. A la onzième dose, la suppuration était
« peu abondante, et le foyer purulent ne s'étendait plus qu'à
« deux pouces de l'ouverture; la cuisse avait repris sa forme,
« sa grosseur ordinaire et sa mobilité. A la quatorzième dose,

« fièvre, douleurs de tête et éruption de deux clous phlegmo-
« neux à la cuisse malade; dès cet instant disparution du
« foyer; il n'existait plus qu'un ulcère rond et superficiel.
« Malgré la cessation du remède, les douleurs de tête et la
« fièvre se soutinrent pendant quelques jours; les clous sup-
« purèrent abondamment, et, après leur suppuration, il sur-
« vint un flux d'urines qui se soutint pendant près de trois
« semaines, et fut si abondant, que le malade le trouvait in-
« commode. Pendant la durée de cette crise, l'ulcère se cica-
« trisa, le membre reprit toute sa souplesse et sa force primi-
« tives, et le malade jouit depuis lors d'une santé parfaite.

« Comme ce fait pourrait être contesté par la mauvaise foi,
« peut-être même par l'amour-propre irrité, je dois citer
« comme témoins de cette guérison M. Moutte, élève en chi-
« rurgie, qui a suivi le traitement et pansé la plaie; M. Moy-
« nier, pharmacien, qui a fourni les remèdes au malade qui
« est son voisin; MM. Joyeuse et Bertrand, l'un médecin,
« l'autre chirurgien, auxquels j'eus l'occasion de montrer cet
« individu, ces messieurs s'étant trouvés en consultation avec
« moi dans la maison que ce jeune homme habitait. »

Toutes ces cures si rapides de maladies scrofuleuses me
causent toujours un grand étonnement; on ne peut se les
expliquer, dans ce cas, que par la différence de climat.

OBSERVATION VIIIe; par le baron Girardot, ancien médecin
à Varsovie (1). — *Carie des os de la mâchoire supérieure et du
pied.* — *Symptômes généraux très-fâcheux.* — *Guérison par
gr. 1.50 de perchlorure d'or et de soude en frictions sur la langue.* — *Cinq mois et demi de traitement.*

« Un jeune homme âgé de 12 ans, né de parents assez bien

(1) J'ai donné sur ce médecin, mort en 1836, une petite notice né-
crologique qu'on trouvera dans mon premier mémoire (*De l'or dans
le traitement des scrofules*, Paris, 1837, pag. 41), qui renferme
beaucoup d'observations que M. Girardot m'avait fournies par l'intermédiaire de feu Chrestien. Ce second mémoire en renferme aussi
quelques-unes d'un grand intérêt et venues par la même voie.

« constitués, fut pris à l'âge de 7 ans, sans cause connue,
« d'une violente douleur au pied gauche ; elle fut suivie d'une
« tuméfaction, qui parut et disparut à la suite de l'application
« de quelques cataplasmes et de divers onguents, etc., etc.

« A l'âge de 10 ans et demi, il lui survint, sous l'apophyse
« zygomatique gauche, une douleur violente et profonde
« avec rougeur à la peau.

« Après quelques semaines de diverses lotions, cataplasmes
« émollients et narcotiques, il se manifesta une tumeur assez
« large qui s'ouvrit d'elle-même, et de laquelle découlait de-
« puis quelques mois une sanie de mauvaise nature, qui dé-
« celait la carie de l'os.

« On me présenta, le 4 avril (1827) dernier, le patient ; sa
« face était blême, la lèvre supérieure très-gonflée ; la plaie, à
« bords renversés, boursouflés, fournissait une sanie aqueuse
« de mauvaise odeur, et qui n'était sans doute entretenue que
« par la carie de l'os. Tous les membres, ainsi que le thorax,
« étaient maigres. Une tumeur avait aussi fini par se déve-
« lopper au pied et s'était abcédée ; il y existait une plaie fis-
« tuleuse, qui suppurait moins abondamment que celle de la
« joue. Le jeune malade était privé de sommeil par suite des
« douleurs que lui causait le mal de la face.

« Comme les parents me l'amenaient dans l'intention de le
« confier à mes soins, j'exigeai de suite la suspension des
« études, je prescrivis des promenades journalières en voiture
« et en pleine exposition au soleil, cinq frictions d'un cin-
« quième de grain chacune, l'application d'un cataplasme
« émollient arrosé de laudanum sur la plaie de la joue.

« Le sixième jour, à dater de la première visite, je sondai la
« plaie, et je reconnus que l'os était dénudé. Je fis avec un
« bistouri une incision de près d'un pouce, et je retirai sans
« peine un séquestre dont l'odeur était si désagréable, que je
« fus obligé de faire des lotions avec l'eau de Labaraque. Je
« fis panser la plaie avec la pommade aurifère ; chaque pan-
« sement était précédé d'une injection avec du vin tiède miellé.
« Je prescrivis de nouvelles frictions du même poids.

« Au bout de six semaines, ce n'était plus le même état; la
« plaie touchait à sa parfaite cicatrisation, le sommeil était
« tranquille, l'appétit bon; il n'y avait plus de douleur,
« la tumeur était dissipée; la fistule du pied devenait chaque
« jour moins profonde.

« Je donnai derechef une ordonnance pour se procurer
« une provision de frictions à la même dose. A la fin de sep-
« tembre (1827) dernier, l'enfant me fut présenté, c'était un
« tout autre être : les fistules étaient guéries; l'enfant avait
« repris le double de son embonpoint primitif, l'appétit et le
« sommeil étaient parfaits.

« Le père a observé pendant le cours du traitement, qui a
« duré cinq mois et quelques jours, que le jeune malade n'a-
« vait point eu de fièvre, nulles douleurs de tête, mais aussi
« qu'il urinait beaucoup, et que, vers la fin du traitement,
« les urines, quoique claires, avaient une odeur qu'elles n'a-
« vaient point auparavant. Il m'a dit encore que le moral de
« son enfant avait beaucoup gagné à ce traitement, et qu'il
« travaillait depuis quelques semaines avec succès. Ce jeune
« homme avait en effet demandé à reprendre le cours de ses
« études.

« Il a consommé en frictions sur la langue 30 grains de
« muriate triple d'or par cinquième de grain. On a employé
« en outre 2 gros de muriate uni à 3 onces de cérat pour
« panser les plaies. »

Dans les observations qui vont suivre, on va voir les symptômes propres aux scrofules des parties molles compliquer la
carie scrofuleuse des os, et on va y retrouver des circonstances
semblables à celles qui ont été offertes par plusieurs des observations qui figurent dans mon premier Mémoire. Déjà dans
ce travail j'avais soulevé (1) la grave question de la coïnci-
dence des tubercules dans les poumons avec la manifestation
de symptômes scrofuleux; l'observation suivante va jeter une
nouvelle lumière sur ce point de pathologie, que je crois du

---

(1) Voyez ce premier Mémoire déjà cité, p. 21, observ. VI⁰.

reste avoir complétement élucidé dans mon Mémoire *sur les Tubercules et les Scrofules.*

OBSERVATION IXᵉ, extraite de ma pratique. — *Gonflement et carie des os du tarse ; ulcération des parties molles sous-jacentes.* — *Engorgement et ulcération des glandes de l'aisselle.* — *Guérison par gr. 0.45 de perchlorure d'or et de sodium en frictions sur la langue.* — *Meurt phthysique après dix années de bonne santé.*

M. F***, âgé de 17 ans (le 30 décembre 1828), est très-peu développé pour son âge. Sa mère qui a eu dans son enfance les glandes du cou engorgées, a maintenant un squirrhe de l'utérus. Ce ne fut point elle qui nourrit son enfant; celui-ci, à l'en croire, fut confié à une nourrice malsaine. Quoi qu'il en soit, l'enfance de F*** fut maladive, et, très-jeune, il était sujet à des attaques de nerfs, qui quelquefois se représentent encore. F*** eut aussi fréquemment des ophthalmies et il lui survint dans l'angle interne de l'œil droit un petit abcès, qui suppura longtemps et dont on n'obtint la cicatrisation que par des lotions répétées avec le sulfure de potasse. — A l'âge de trois ans, à la suite d'un coup sur le pied droit, abcès qui s'ouvrit spontanément et auquel succéda un ulcère qui se cicatrisa cependant avec assez de facilité. — A neuf ans (et cette fois sans cause appréciable), ulcère sur la face dorsale du pied gauche. On fit alors prendre au malade des tisanes amères et on finit par obtenir la cicatrisation de ce second ulcère, qui fut pansé avec de la charpie sèche et fréquemment cautérisé avec le nitrate d'argent. — Vers dix ans, les glandes du cou et celles de l'aisselle gauche s'engorgèrent ; une de celles du cou fut ouverte avec le bistouri et se guérit rapidement. Du reste, cet engorgement se prolongea pendant quatre ans et fut toujours considérable. Pendant un an, il fut tel que la respiration en était gênée, la face devenait parfois violette, gonflée : le cou était devenu si gros que plusieurs fois on craignit la suffocation. Chaque année, pendant une période de quatre ans, une ou plusieurs

glandes de l'aisselle gauche s'engorgeaient; alors elles étaient
ouvertes avec l'instrument tranchant et elles suppuraient assez abondamment. Un mauvais état de l'estomac compliquait
ces symptômes, et comme à cette époque les idées de l'école
physiologique étaient florissantes, on ne combattit la maladie
de l'estomac, qu'on considéra comme une gastrite, que par des
nombreuses applications de sangsues à l'épigastre. Les accès
de suffocation furent combattus par des émissions sanguines
semblables, mais au siége et par deux saignées. — Quant
aux glandes, on les tenait couvertes de cataplasmes émollients. — A quatorze ans les derniers symptômes que nous
venons de décrire se dissipèrent en partie à la suite d'une
éruption considérable de petits furoncles, qui avaient leur siége
aux cuisses et principalement au dos; tous ces furoncles furent vidés un à un en les serrant fortement entre les doigts.

Depuis longtemps le jeune F*** avait eu chaque année des
engelures aux mains, mais cette année, pour la première fois,
il lui en vint aux pieds et elles prirent rapidement un caractère très-fâcheux. Quand je fus appelé près de ce jeune
homme (30 décembre 1828); il avait le dessus du pied gauche, aux points de jonction des phalanges avec les métatar-
siens, couvert d'ulcérations et il ressentait une douleur profonde vers un point correspondant à l'os *cuboïde*. Il était impossible au malade de marcher, il pouvait même à peine laisser
pendre son pied. Sous l'aisselle gauche je retrouvai de l'empâtement et un point suppurant encore et excitant fréquemment une démangeaison incommode pour le malade. Au
moindre exercice toute cette région acquiert un volume assez
considérable. Le teint est mauvais, l'appétit peu prononcé;
les digestions se font mal; le malade est triste et morose.

Dès le 1er *janvier* 1829, je fis commencer à mon jeune malade l'usage du perchlorure d'or et de sodium associé à la
poudre d'iris (gr. 0.20 en 32 doses) en frictions sur la langue, et je prescrivis l'application sur le pied malade de cataplasmes de farine de graine de lin fréquemment renouvelés.
Je conseillai en même temps la tisane de chicorée sauvage.

Quant au régime je n'en pus prescrire aucun, à cause de la position malheureuse des parents de ce malade.

6 *février*. — Même prescription, mais je fais faire deux frictions par jour, toujours une le matin après le déjeuner, et une le soir au moment du coucher.

20 *février*. — Les ulcérations sont cicatrisées ; la douleur est considérablement diminuée. On me signale des transpirations légères, de l'augmentation dans les urines qui sont fétides et déposent. Le malade a meilleur appétit ; il ressent quelques légers mouvements de fièvre (gr. 0.60 de perchlorure d'or et de sodium en 56 doses. Toujours frictions matin et soir.)

18 *mars*. — Je trouve F*** tout à fait guéri : le pied est absolument revenu à l'état normal et il ne fait plus éprouver aucune espèce de douleur. L'aisselle n'est plus engorgée et a cessé d'être le siége de la plupart des accidents que j'ai signalés plus haut. — La mère me fait observer que pendant ces deux derniers mois son fils a grandi d'au moins deux pouces ; qu'il a le teint animé, ce qu'on ne lui voyait jamais ; qu'il n'a jamais aussi bien rempli toutes ses fonctions.

Dès le lendemain des frictions commencées le 20 février, M. F*** a eu pendant deux ou trois nuits de suite des sueurs extrêmement abondantes et horriblement fétides ; il a continué d'en avoir encore les jours suivants, mais elles ont été moindres. Après ses sueurs générales, le pied malade est devenu lui-même le siége d'une transpiration fétide, qui dure encore. Dans les premiers moments, elle était si abondante qu'elle mouillait les draps, les couvertures de laine, le bois de lit même, dont la couleur se trouve altérée (gr. 0.45 de perchlorure, etc. en 30 doses. — Une friction par jour).

18 *mai*. — L'état favorable que je viens de décrire se soutient, se prononce de plus en plus, et l'enfant se trouve dans les meilleures conditions de santé. L'aisselle était encore le siége d'un prurit incommode ; mais ce prurit ne se montre plus que lorsque F*** fait un violent exercice, qui excite alors des sueurs abondantes, et dans cette condition ce prurit est-il encore fort léger. Les jambes sont mouillées d'une moiteur

continuelle. Tous ces mouvements critiques n'affaiblissent en aucune façon le malade qui se sent au contraire beaucoup plus fort et fait maintenant des choses qu'il n'aurait jamais essayé avant son traitement (gr. 0.30 de perchlorure, etc., en 30 doses. — Une friction par jour).

18 *juin.* — F*** est radicalement guéri... *en apparence!* Huit ans après il continuait de jouir de la plus parfaite santé et je le voyais journellement à la mairie du dixième arrondissement où il était employé. Je l'ai vu se marier, et il ne tarda point à avoir des enfants qui offrirent toutes les apparences de la plus belle santé. Mais vers le commencement de l'année 1840, il commença à cracher du sang, puis il en vomit à plusieurs reprises, et après ces vomissements, reprise de l'hémoptysie qui persista pendant plus de dix-huit mois ; au bout de ce temps il commença à cracher du pus et du sang. Enfin F*** mourut le 29 octobre 1842 après avoir offert successivement tous les symptômes qui dénotaient évidemment la présence des tubercules dans les poumons et dans cet état de marasme qu'ils déterminent toujours.

Cette dernière circonstance explique que j'aie fait figurer l'histoire de F*** dans mon Mémoire *sur les Tubercules et les Scrofules* (pag. 59, Obs. XVIIIe), puisqu'elle tend à démontrer que les manifestations scrofuleuses, même celles du système osseux, ne sont souvent qu'un indice de la présence des tubercules dans les poumons ou dans tout autre point de l'organisme.

Observation Xe; par le baron Girardot, déjà nommé. — *Carie du tibia : Engorgement d'une glande sous-maxillaire. — Guérison par un gramme de perchlorure d'or et de soude en frictions sur la langue* (1).

« N'ayant point eu de réponse à la lettre que j'eus l'honneur de vous écrire le 16 janvier 1826, et mes affaires do-

_____

(1) Cette observation est extraite d'une lettre de Girardot à Chrestien.

« mestiques m'ayant, au mois de juin suivant, appelé à Paris,
« je devais, si je n'y fus pas tombé gravement malade, aller
« vous voir avec ma fille. Elle est âgée de 15 ans, et tour-
« mentée par un vice scrofuleux, que je n'ai point combattu
« selon votre méthode, parce que sa mère m'en avait caché
« l'existence. Aussi, pendant mon absence, ma fille a-t-elle
« perdu par exfoliation une partie du calcanéum et des os
« du tarse, etc. Enfin, quoiqu'elle ait pris pendant deux sai-
« sons de suite les bains de mer, elle reste estropiée pour le
« reste de ses jours.

   « Comme elle avait encore un ulcère fistuleux sur le trajet
« du tendon d'Achille, craignant qu'il ne fût le résultat de la
« carie du tibia, je l'ai de suite mise à l'usage des frictions
« avec le muriate d'or et de soude. Elle en a pris 20 grains
« pendant le temps nécessaire à leur emploi. Une glande
« qu'elle avait sous l'os maxillaire a disparu, la plaie, pansée
« avec le muriate mêlé au cérat, s'est cicatrisée. Elle a repris
« de l'embonpoint; les règles ont paru pour la première fois
« avec abondance. Mais je n'ai pu réparer le mal fait, et le
« membre, jusqu'au genou, est resté comme atrophié, ce qui
« est un grand malheur pour une jeune personne. »

OBSERVATION XIe; par M. le docteur Niel, déjà nommé. —
*Engorgement des glandes maxillaires; ulcère sur la région ster-
nale; carie de cet os.—Symptômes généraux graves; hydropisie
ascite, œdème des extrémités inférieures; pouls très-lent. — Inefficacité de plusieurs traitements antérieurs. — Guérison par
gr. 1.05 de perchlorure d'or et de soude. — Traitement de quatre mois.*

   « Un jeune homme âgé de 16 ans portait depuis environ un
« an un gonflement indolent des glandes maxillaires du côté
« droit et un ulcère de deux pouces de longueur et d'un
« pouce de largeur sur la région sternale. Ce dernier, suite
« d'une tumeur froide venue à suppuration, existait depuis
« sept mois, et était compliqué d'une carie superficielle de la
« seconde pièce du sternum. Divers remèdes avaient été em-

« ployés tant intérieurement qu'extérieurement pour détruire
« ces affections; aucun n'avait été efficace.

« Consulté pour ce malade vers la fin de 1812, je lui trou-
« vai (indépendamment des symptômes que je viens d'énumé-
« rer) le bas-ventre très-volumineux, les malléoles légère-
« ment œdémateuses et le pouls lent pour cet âge, puisqu'il ne
« donnait que 61 pulsations par minute.

« L'inefficacité des moyens nombreux qu'il avait employés
« me détermina à lui administrer le muriate d'or; il en prit
« 11 grains, qui firent disparaître tous les symptômes. Ce re-
« mède fut administré comme il suit, et détermina les phé-
« nomènes que je vais indiquer. Le premier grain, divisé en
« douze fractions, et le second en onze, ne produisirent aucun
« effet sensible; pendant l'usage du troisième, divisé en dix
« fractions, le pouls acquit un peu plus d'énergie, et donna
« dans l'état de repos 69 pulsations par minute; ce nombre
« augmenta pendant l'usage du quatrième grain, divisé en
« huit fractions partagées chacune en deux doses, dont l'une
« prise le matin et l'autre le soir. Cette accélération du pouls
« augmenta graduellement jusqu'aux dernières doses du sep-
« tième grain, divisé en sept fractions comme le précédent :
« on comptait alors 98 pulsations par minute. Le huitième et
« le neuvième grains furent divisés par septième : il survint
« pendant leur emploi une augmentation notable de chaleur
« et de la sueur pendant la nuit. La tumeur s'étant dissipée
« pendant ce temps-là, les sueurs ayant continué pendant
« neuf jours, et le malade éprouvant de l'altération et un peu
« d'ardeur à la gorge, je suspendis l'emploi du remède. Cette
« suspension fit cesser l'altération et l'ardeur de la gorge; les
« sueurs disparurent quelque temps après, mais le pouls
« resta toujours élevé. L'ulcère ne guérissant pas, je recom-
« mençai, un mois après, l'emploi d'un nouveau grain de
« muriate divisé en dix fractions. Vers les derniers jours de
« son usage, je m'aperçus d'un commencement d'inflamma-
« tion, et, pendant l'emploi d'un autre grain, j'enlevai une
« esquille mince, d'un demi-pouce de longueur sur une pa-

« reille largeur : c'était la portion cariée. La cicatrisation
« s'opéra ensuite fort promptement, et le jeune homme jouit
« d'une santé parfaite, ainsi que peut l'attester M. Moguin,
« pharmacien de cette ville, qui a fourni le remède. »

L'affection scrofuleuse, dont il va être maintenant question, ne se distingue pas par la multiplicité des symptômes;
mais si elle n'en offre qu'un, il est si grave qu'on concevra
sans peine que malgré la simplicité de la maladie, je lui ai fait
occuper un rang aussi avancé dans la série des observations
que renferme ce mémoire. Que peut-on de plus grave, en
effet, que la carie d'un os destiné à protéger un organe aussi
important que la moelle rachidienne? Aussi compte-t-on
facilement les cas de guérison du *mal de Pott*, et, dans ces cas
heureux, combien n'arrive-t-il pas souvent que les enfants
guéris offrent des difformités disgracieuses, ou sont affligés
pour leur vie d'infirmités plus ou moins gênantes. Il serait
donc à désirer que des faits plus nombreux que ceux que j'ai
pu réunir vinssent établir l'efficacité de la méthode aurifère
pour la cure de la carie des vertèbres. En attendant, les faits
suivants seront toujours de nature à engager les médecins à
essayer de son application et à la préférer au traitement absolument local, qui est encore généralement en usage. Nous
pouvons ajouter aujourd'hui qu'on connaît la véritable cause
de la difficulté de la cure du mal de Pott; on sait que, dans
le plus grand nombre de cas, cette carie est tuberculeuse ou
se complique de la présence de tubercules dans les poumons.
(Voy. mon Mém. *Sur les tub. et les scrof.*, pag. 138 et suiv.)

OBSERVATION XIIᵉ; par le baron Girardot, déjà nommé. —
*Mal de Pott. — Courbure de la colonne vertébrale. — Guérison
par le perchlorure d'or et de soude en frictions sur la langue,
l'oxyde d'or à l'intérieur et en pansements. — Traitement de
sept mois.*

« Une petite fille âgée de 5 ans, née d'une mère scrofuleuse,
« portait presque depuis sa naissance une tumeur lymphati-
« que, située sur les apophyses des huitième et neuvième ver-

« tèbres dorsales. La colonne vertébrale avait pris une cour-
« bure d'arrière en avant telle, qu'elle ressemblait à un
« demi-cercle, et empêchait le menton de l'enfant de se rele-
« ver de dessus ses genoux. Pendant trois ans, elle avait été
« sourde à tous les traitements imaginables, on lui avait fait
« prendre différentes eaux minérales ; on lui avait administré
« des douches ; elle avait même supporté l'application de trois
« moxas, dont les eschares en tombant avaient déterminé
« l'existence d'autant d'ulcères, qui, par la nature de leur
« suppuration, avaient bien dénoté la carie des apophyses
« malades. De tous ces soins, ma petite malade n'avait retiré
« aucun soulagement, le mal avait plutôt fait des progrès.

« La méthode que je mets en usage dans le traitement de
« cette maladie ayant été souvent heureuse, commençait à
« être connue, et l'enfant me fut apporté par ses parents dans
« un drap, comme les paysannes portent aux champs leurs
« enfants à la mamelle, et cela d'une distance de plus de
« 20 milles de Varsovie, près de 40 lieues de France. En ef-
« fet, ce jeune enfant ne pouvait supporter le mouvement de
« la voiture, et, par suite de ma fracture, j'étais retenu chez
« moi.

« A la vue de cet enfant, qui vous présentait le triste spec-
« tacle d'un squelette couvert de sa peau et à peine animé, je
« vous avoue que je craignis de l'entreprendre. Mais le père,
« homme d'esprit, m'ayant dit qu'il n'y avait point de res-
« sources, que son enfant était abandonné aux ressources de
« la nature depuis trois mois, qu'il avait entendu parler de
« moi, de mon humanité, ce qui l'avait déterminé à faire un
« voyage si long, si fatigant, et que d'après ce et la réputa-
« tion dont jouissait le traitement que j'employais en pareil
« cas, je ne pouvais lui refuser mes soins, dussent-ils même
« être infructueux ; qu'il me saurait toujours gré de ma bonne
« volonté, je cédai. L'enfant, placé dans la même aile du pa-
« lais que j'habite, fut de suite mise à l'usage des pilules
« d'oxyde d'or, aux pansements avec une pommade contenant
« du même oxyde et aux frictions avec le muriate, que je

« donnai de suite à la dose d'un huitième de grain. Au bout
« de quinze jours, l'exfoliation des apophyses se fit, la pa-
« tiente prit de la gaîté, eut de l'appétit. Après deux mois
« de traitement, la colonne vertébrale commença à se redres-
« ser; au bout de trois, la tête fut droite; le quatrième mois,
« la jeune malade put faire sans aide le tour de mon salon.

« Enfin, après sept mois de traitement, cette jeune enfant
« avait repris son embonpoint primitif, il ne restait point de
« fistule, elle marchait bien et droite; elle est retournée en
« voiture chez ses parents, d'où elle est revenue me voir il y
« a quinze jours (juillet 1824), ayant le teint frais, ne souf-
« frant nullement, ayant seulement un peu de déviation à
« gauche dans la colonne vertébrale, mais sans la moindre
« douleur. Je vous déclare que le jour où je l'ai vue dans cet
« état, fut un des beaux de ma vie. »

OBSERVATION XIIIe; par M. le docteur Pourché, médecin en
chef de la maison de détention de Montpellier.— *Mal de Pott.*
— *Guérison par le perchlorure d'or et de soude, administré par la
méthode endermique, et l'oxyde d'or par la potasse à l'intérieur.*
— *Cure qui date de 28 ans.*

« Le nommé Carrière, métayer, me présenta son fils, âgé
« de 5 ans, qui était affecté d'une gibbosité correspondant aux
« deux premières vertèbres lombaires et s'accompagnant de
« la paralysie des extrémités inférieures. L'action spécifique
« de l'or m'ayant été bien démontrée dans toutes les maladies
« scrofuleuses, j'en prescrivis, dans ce cas, les préparations
« avec confiance. L'oxyde et le muriate furent employés si-
« multanément; chaque soir, un dixième de grain de sel auri-
« fère était employé à la surface de deux fontanelles pratiquées
« sur les côtés de la gibbosité; chaque jour aussi, le jeune
« malade avalait une pilule contenant un quinzième de grain
« d'oxyde d'or précipité par la potasse : en trois mois, cette
« méthode de traitement procura la guérison la plus complète.

« Deux autres observations recueillies; l'une en ville et
« l'autre à la maison centrale, m'ont prouvé que l'on peut

« obtenir une guérison prompte et assurée du mal vertébral,
« en joignant à l'emploi des exutoires, sur les côtés de la partie
« malade, celui des préparations d'or. Leur efficacité, dans
« cette maladie, ne doit pas surprendre, attendu que le mal
« vertébral n'est autre chose qu'une carie scrofuleuse de
« quelques points de la colonne vertébrale (1). »

J'ai cherché à savoir ce qu'était devenu Carrière; je me suis
adressé à M. Pourché qui, avec son obligeance ordinaire, s'est
mis en quête de son malade, et dans sa lettre, en date du 27
août 1850, a réussi à me donner les renseignements suivants.

« Carrière, parvenu à sa trente-troisième année (il avait
« cinqans en 1822; quand le mal vertébral se déclara chez lui),
« se porte très-bien, et depuis le traitement aurifère, au
« moyen duquel je le guéris du ramollissement de la dernière
« vertèbre dorsale et de la première vertèbre lombaire, l'af-
« fection scrofuleuse qui en était la cause essentielle, ne s'est
« plus manifestée par le moindre symptôme. Carrière est au-
« jourd'hui un homme très-robuste. Il est marié depuis huit
« ans et exerce la profession d'agriculteur. Il a une famille
« composée de deux enfants : une fille âgée de six ans et demi,
« douée d'une forte constitution et chez laquelle il ne s'est ja-
« mais déclaré la plus légère maladie scrofuleuse, et un garçon
« âgé de cinq ans, très-bien constitué et jusqu'à ce jour tout
« à fait exempt de toute manifestation scrofuleuse. »

OBSERVATION XIVe, extraite de ma pratique.—*Mal de Pott.*
—*Nécrose du tibia.* — *Traitement par le perchlorure d'or et de
sodium à l'intérieur.*— *Guérison.*— *Maladie intercurrente qui
fait succomber le malade.*

Prunelle (Henri-Louis), âgé (le 16 novembre 1829) de

---

(1) C'était l'opinion qui avait encore cours à l'époque où cette
observation a été rédigée (en 1827 ou 1828); mais on a vu plus haut
combien elle était modifiée aujourd'hui. Cependant tout fait présumer que chez le malade de M. Pourché, le mal vertébral était pure-
ment scrofuleux.

9 ans, est né d'un père d'un tempérament sec, mais
d'une mère fortement atteinte de la goutte, qui l'a fait succomber en 1832. Venu au monde avec les apparences de la
santé et confié à une bonne nourrice, il fut sujet, peu de temps
après sa naissance, à une toux continuelle et qui occasionnait
fréquemment de la suffocation. Il continue de tousser, mais
depuis un an seulement, il n'a plus d'accès de suffocation.
Sauf cette fâcheuse condition et la variole qu'il a eue à 4 ans et
demi, et dont il a conservé des traces nombreuses, Prunelle
s'est bien porté jusqu'à huit ans. A cet âge, pendant un séjour
à la campagne et peu de temps après la suppression d'un exutoire, mais aussi à la suite d'une contusion, la jambe droite
devint le siége d'un gonflement considérable, avec douleur et
rougeur ; développement d'un abcès qui, lorsqu'il s'ouvrit,
fournit une suppuration abondante, mal liée et rougeâtre.
Autour de cette première plaie, il se forma plusieurs nouveaux
abcès qui s'ouvrirent spontanément.

Déjà, avant ce mal de jambe, Prunelle avait ressenti, à
plusieurs reprises, une douleur fixe en un point de la colonne
vertébrale, où, il y a six mois environ, il se manifesta un
gonflement ; la douleur qui l'accompagnait d'abord fut facilement calmée par des cataplasmes.

Voici l'état dans lequel il était au moment de ma première
visite (16 novembre 1829). A la face postérieure de la jambe,
vers le tiers inférieur du mollet, jusqu'au talon, on compte
sept ulcérations plus ou moins grandes, à bords renversés,
frangés, à fond grisâtre et qui ont par conséquent un fort
mauvais aspect, en même temps qu'ils fournissent abondamment une sanie purulente. La peau, dans une étendue de 9
à 10 centimètres, est tendue, luisante, d'un rouge livide.
Enfin, tout cet ensemble de symptômes doit faire présumer
qu'il existe une nécrose du tibia. La marche, comme on le
pense bien, est presque impossible, et la douleur fait que,
même au lit, l'enfant tient sa jambe légèrement fléchie sur sa
cuisse.

Sur le trajet de la colonne vertébrale, qui est parfaitement droite, à la hauteur de la quatrième vertèbre dorsale, tumeur de la grosseur et de la forme d'un œuf de dinde et s'étendant presque d'une omoplate à l'autre, et partagée en deux lobes par le trajet du rachis; la tumeur gauche est un peu plus volumineuse que la droite et offre de la rougeur et de la sensibilité au toucher.

Malgré la toux qui, comme je l'ai dit, persiste toujours, la poitrine est bien sonore dans toute son étendue, la respiration s'entend bien partout, et la voix ne fournit aucun indice fâcheux.

Malgré un peu de dévoiement qui se montre de temps en temps, et le retour assez fréquent d'ophthalmies, la santé générale est assez bonne.

Traitement. — Perchlorure d'or et de sodium, uni à la poudre d'iris et pris tous les matins dans la première cuillerée de soupe. Réapplication d'un exutoire au bras; tisane avec l'orge et les racines de chiendent et de réglisse; cataplasmes de farine de lin sur la jambe; compresses de ouate de coton sur la tumeur du dos; régime sain; le plus d'exercice possible dans la chambre, mais sans fatigue.

Ce traitement, qui est venu remplacer celui suivi depuis plus d'un mois sans aucun avantage, et qui consistait dans l'usage de la tisane de houblon et du sirop antiscorbutique, a duré cinq mois et demi (jusqu'au 3 mai), et dans cet intervalle de temps, le malade a consommé gr. 0.35 de perchlorure d'or et de soude, en commençant par 15 dix-milligrammes ou 1/30e de grain pour arriver à en prendre 6 milligrammes ou 1/12e de grain par jour.

Dès les premiers temps de l'usage du sel aurifère, il y eut augmentation dans l'appétit; mais ce ne fut que vers la mi-mars 1830 que l'amélioration, qui avait commencé à se manifester dès la mi-janvier et avait été chaque jour en se prononçant davantage, malgré un froid continuel de 13°, offrit des caractères tellement tranchés, qu'on put dès lors espérer une guérison plus ou moins prochaine. En effet, la jambe était tout à fait désenflée, la peau avait repris sa

couleur naturelle , et des sept plaies, quatre étaient parfaitement cicatrisées, et les trois autres tendaient chaque jour à
une issue semblable. Quoique la sonde eût annoncé la dénudation de l'os., aucune plaie n'avait fourni d'esquilles. La
suppuration, d'abord augmentée , était devenue d'une meilleure nature, puis avait été chaque jour en diminuant et fut
bientôt presque nulle. La marche était devenue très-peu pénible, et Prunelle sortait presque tous les jours.

La tumeur du dos avait d'abord diminué sensiblement et
cessé d'être douloureuse ; et pour un moment même, j'avais
pu croire à une terminaison par résolution. Mais dans les
premiers jours de février, elle acquit de nouveau du volume ;
la fluctuation fut bientôt évidente, et, pansée avec l'onguent
de l'Abbaye-du-Bec, elle s'ouvrit vers la fin de février et fournit
un grand verre d'un pus floconneux, mal lié, grisâtre, et mêlé
de traces rougeâtres et noirâtres. Peu de jours après, il restait peu de traces de l'énorme tumeur qui existait sur la colonne vertébrale , et à l'époque où j'écris (18 mars 1830) la
plaie du dos semble devoir bientôt se cicatriser.

Pendant toute cette période d'amélioration, le malade a eu
toutes les nuits des moiteurs abondantes, et souvent de véri-
tables sueurs ; il a rendu de grandes quantités d'urines très-
rouges, très-épaisses et très-fétides. Le vésicatoire a suppuré
abondamment. L'appétit est devenu de meilleur en meilleur, les digestions ont été parfaites, et P. a engraissé sensiblement ; son œil est devenu vif , et il a repris toute la gaîté
des enfants de son âge. La toux a été en diminuant, pour disparaître enfin absolument.

A la fin d'avril , l'état de Prunelle était si satisfaisant, la
cicatrisation de la plaie du dos et celle de deux petits ulcères
persistant encore à la jambe, paraissaient si prochaines que
je fis suspendre tout traitement. A la fin de mai, on pouvait le
considérer comme guéri, quoique ces trois plaies suintassent
encore un peu, quand un refroidissement, survenu après une
sueur qu'avait provoquée un exercice violent , fit développer
une méningo-céphalite, pour laquelle je ne fus appelé que le

troisième jour de son invasion, et fit succomber Prunelle,
le 1er juin 1830, alors que je croyais compter un triomphe
de plus obtenu par la méthode aurifère, et dans une des
formes les plus graves de la maladie scrofuleuse.

Maintenant, il ne faut pas se dissimuler qu'il est fort à
craindre (malgré les résultats négatifs donnés par l'auscultation et la percussion) que si Prunelle eût vécu, il n'eût
plus tard succombé à une affection tuberculeuse des poumons.

On a dû remarquer que dans un grand nombre des observations qui précèdent, je dirai mieux, que dans la plupart, ce
sont les os spongieux qui sont le siége de l'inflammation scrofuleuse. On comprend après cela qu'il arrive souvent aussi
que les extrémités des os longs soient atteintes de la même
manière. C'est, qu'en effet, c'est là que prédomine pour ces
os ce tissu celluleux qui, comme tout le monde sait, constitue
presque à lui seul les os courts. Mais ces extrémités des os
longs, concourant à former les articulations, se trouvent
dans des conditions particulières et qui rendent beaucoup plus
compliqués les cas où ils deviennent le siége d'une maladie
scrofuleuse. Ai-je besoin de rappeler qu'ils sont alors recou-
verts de cartilages, entourés de ligaments puissants, qui peuvent devenir primitivement ou secondairement malades. C'est
ce qui constitue ce qu'on nomme la *tumeur blanche*. Ces
graves arthropathies peuvent se développer sous l'influence
de deux agents pathologiques : les unes reconnaissent pour
cause le vice scrofuleux ; les autres le principe tuberculeux.
C'est des premières dont je vais m'occuper, car j'ai eu d'assez
nombreuses occasions d'en traiter. J'ai parlé ailleurs et avec
détail des secondes. — Voir mon Mémoire *sur les Tuberc. et
les Scrof.*, pag. 71 et suiv.

OBSERVATION XVᵉ, fournie par le docteur GRENIER, médecin à Bollène (dép. de Vaucluse). — *Tumeur blanche du
coude. — Ulcérations nombreuses sur le corps, les bras, à la face.
— Guérison par gr. 0.35 de perchlorure d'or et de soude en*

4

frictions sur la langue, et gr. 6.60 d'oxyde d'or associé à l'extrait
de thymélée et en pilules. — Traitement de neuf mois. — Cure
qui date de plus de vingt années.

« M. M***, notaire à Bollène, âgé de 28 ans, fut entaché
« dès sa plus tendre enfance, d'un vice scrofuleux, porté à
« son plus haut degré. A l'âge de trois ans, il avait eu déjà un
« abcès sur l'arcade sourcilière gauche, avec carie d'une par-
« tie de cet os ; plus tard, les glandes du cou s'ulcérèrent et
« il survint un abcès considérable sur la partie moyenne du
« sternum ; cet abcès fut suivi d'un ulcère rebelle, avec carie
« superficielle de cet os.

« C'est le 28 juillet 1829, que M. M*** vint réclamer mes
« soins : son corps était alors couvert d'ulcérations ; toutes les
« glandes cervicales étaient en suppuration, une plaie énorme
« occupait tout le devant de l'oreille gauche, et on remar-
« quait encore plusieurs ulcères sur le bras du même côté,
« l'articulation du coude droit était tuméfiée, à demi fléchie,
« sans changement de couleur à la peau, et faisait éprouver
« les plus vives douleurs au moindre mouvement.

« D'après les conseils du docteur Chrétien, le malade fut
« mis à l'usage des préparations d'or. Pendant les neuf mois
« qu'a duré le traitement, il a pris sept grains de muriate d'or
« en frictions sur la langue et 132 grains d'oxyde d'or en pi-
« lules, associé à l'extrait de la seconde écorce de racine de
« daphné mézérum : le malade prit d'abord une de ces pi-
« lules tous les jours, il augmenta d'une tous les cinq jours et
« arriva ainsi progressivement jusqu'au nombre de dix à
« douze par jour. Des tisanes appropriées et un régime forti-
« fiant ont amené une parfaite guérison ; car depuis le com-
« mencement de 1830, M. M*** jouit de la meilleure santé. »
Bollène, le 23 mars 1836.

J'ai cherché et j'ai réussi, en m'adressant à M. le docteur
Santon, médecin, et à M. Meissonnier, pharmacien à Bollène,
à me procurer des nouvelles récentes de ce malade. Voici ce
que m'écrivit le premier en date du 6 juin 1850 : « M. M***,

« notaire, *vit et se porte bien !* Il est très-vrai qu'il a été traité
« et guéri d'une tumeur blanche au coude par les préparations
« d'or (le muriate d'or et de soude pris pendant longtemps
« et porté, je crois, jusqu'à la dose de un quart de grain par
« jour (1)). M. M*** n'habite plus Bollène, mais je l'ai ren-
« contré souvent; peu d'hommes portent plus de cicatrices
« d'anciens ulcères scrofuleux; le coude est ankylosé. Quant à
« son médecin, M. le docteur Grenier, je vous dirai que cet
« excellent confrère s'est retiré à Montpellier, son pays na-
« tal. » Signé, SANTON.

La réponse de M. Meissonnier, datée du même jour, est con-
firmative des renseignements que me donnait mon obligeant
confrère de Bollène, qui depuis vingt ans emploie fréquem
ment les préparations d'or, et qui déclare qu'*elles lui ont rarement fait défaut !* Ainsi, M. M*** est guéri depuis plus de
vingt ans, et rien n'est venu démentir la solidité de cette
cure.

OBSERVATION XVIe, extraite de ma pratique. — *Tumeur
blanche de l'articulation tibio-tarsienne avec plaie fistuleuse. —
État général extrêmement fâcheux. — Inutilité de plusieurs
traitements antérieurs. — Guérison par le perchlorure d'or et
de sodium en frictions sur la langue et les oxydes d'or à l'intérieur, en les associant à l'extrait de thymélée.*

Voici dans quels termes Ahia, qui malheureusement a succombé en 1832 à une attaque violente de choléra, me
donnait l'historique de la maladie pour laquelle je l'ai traité, et
dont je l'avais heureusement guéri ! — « J'eus dans mon en-
« fance la tête couverte de *gourmes*, et dans le dos une dartre
« qui disparut à l'âge de dix ans, à la suite d'un traitement
« par les amers. Ce même traitement ne fit qu'améliorer la
« *gourme*, qui s'éteignit d'année en année, au fur et à mesure

---

(1) On a vu qu'en outre le malade a pris 6 gram. et 60 centig. d'un
oxyde d'or.

« que je grandissais, mais en laissant derrière les deux oreilles
« une éruption qui persiste encore (1830), et n'a depuis cinq
« ans ni augmenté ni diminué. — Il y a trois ans qu'il me
« vint un rhume; il dura dix-huit mois, et c'est six mois
« après qu'il fut passé que mon pied droit commença à enfler. Je
« continuai de marcher comme devant, et ce ne fut qu'au bout
« de six mois, alors que je ne pouvais plus mettre de bottes (1),
« que je consultai M. Jules Cloquet. Ce médecin me conseilla
» (9 juillet 1830) : 1° pour tisane la décoction de scabieuse,
« de saponaire et de houblon; 2° l'élixir alcalin de gentiane,
« pris tous les matins à jeun, à la dose de deux cuillerées à
« bouche; 3° trois bains sulfureux par semaine; 4° frictions
« mercurielles d'un demi-gros chaque, après avoir fait usage
« de cataplasmes émollients pendant trois à quatre jours; 5° le
« repos; une vie sobre et éviter soigneusement le froid et l'hu-
« midité.

« Je priai M. Cartaux de suivre ce traitement, qui n'em-
« pêcha pas, vers la fin de juillet, qu'il ne me survînt au talon
« une tumeur; elle fut l'origine de ma première plaie, après
« qu'elle eût été ouverte à l'aide d'un coup de bistouri.
« Quand je vis, le 13 septembre, que je n'obtenais aucune
« amélioration, qu'au contraire l'état du pied empirait chaque
« jour, j'adjoignis à M. Cartaux, MM. Amussat et Troussel.
« La plaie ayant été alors sondée, on reconnut que la peau
« était décollée dans une grande étendue, et il fut résolu
« d'essayer de déterminer l'ankylose pour obtenir la guérison.
« C'est dans ce but que le pied et le bas de la jambe furent
« placés dans un appareil qui rendait tout mouvement im-
« possible; il devait rester appliqué pendant un mois; mais,
« après huit jours, les douleurs devinrent si intolérables, qu'il
« fallut bien lever l'appareil. C'est alors qu'on put apprécier

---

(1) L'enflure était alors considérable, elle s'étendait sur toute l'articulation, sur le bas et le derrière de la jambe, sur le pied jusqu'aux
orteils.

« les déplorables effets d'une semblable méthode. — La plaie,
« qui au moment de l'application de l'appareil était grande
« comme une pièce de dix sous, avait l'étendue d'une pièce
« de cinq francs, et était couverte d'un sang noir qui exhalait
« une odeur fétide. Dès ce moment, l'appareil fut levé chaque
« jour; mais, le 29 septembre, il fallut renoncer à son usage.
« MM. Cartaux et Amussat essayèrent alors de l'application
« d'un séton, qui allait de la plaie du talon à la cheville du
« côté droit. Ce séton suppura abondamment, mais huit ou
« dix jours après son application, il me survint une toux sèche
« qui me fatiguait beaucoup, et à peu près, dans le même
« temps, il se développa un abcès à la cheville du côté gauche ;
« il s'ouvrit par une fistule, que M. Cartaux agrandit, afin
« d'éviter de nouveaux décollements. La toux prit le caractère
« le plus fâcheux, s'accompagna d'une fièvre continuelle avec
« redoublement le soir, et mon état fut bientôt si fâcheux,
« que mes deux médecins pensèrent qu'il n'y avait pour moi
« d'autre chance de salut que l'amputation : c'est alors que je
« fis appeler M. le docteur A. Legrand pour avoir son avis. »

C'est le 19 octobre 1830 que je vis M. Ahia pour la première
fois ; il avait une tumeur blanche fort considérable de l'articulation tibio-tarsienne avec endurcissement et empâtement de
toute la région postérieure du bas de la jambe. Un peu au-
dessus du talon existaient deux plaies fistuleuses, l'une ancienne avec décollement, l'autre toute nouvelle et qui avait
succédé à une des ouvertures faites pour le séton. Le gonflement de toute l'articulation était fort considérable, et s'étendait sur le dos du pied; les deux malléoles formaient chacune
une saillie fort large; les mouvements d'abduction et d'adduc-
tion étaient presque nuls, ceux de rotation impossibles : cependant une main étrangère pouvait exciter ces derniers mouvements sans causer une grande douleur. En général, toute
la partie malade était peu ou pas douloureuse au toucher. —
Le malade gardait depuis plusieurs mois un repos absolu et
le lit depuis quelques semaines.

La santé générale, quoique la toux fût en grande partie

dissipée, était peu satisfaisante; les pommettes étaient très-colorées, le pouls extrêmement fréquent (130 pulsations), et cependant l'auscultation et la percussion ne me fournirent que des renseignements favorables. Le sommeil s'était conservé, mais l'appétit se perdait de jour en jour, et le malade avait beaucoup maigri.

MM. Amussat et Cartaux trouvaient l'état de M. Ahia telle-ment grave, qu'ils exprimèrent formellement l'opinion que sa vie serait compromise si on ne pratiquait point immédia-tement l'amputation, et ce fut à grand'peine que j'obtins un répit de quinze jours! Je fis immédiatement commencer l'u-sage du perchlorure d'or et de sodium à la dose de 0,0012 gr. et en frictions sur la langue, et en même temps je prescrivis que l'articulation malade fût jour et nuit enveloppée dans de larges cataplasmes émollients. Je crus devoir encore recom-mander, pour tisane, l'usage de la décoction d'orge avec ra-cine de chiendent et de réglisse. Les 29 octobre et 11 novem-bre, la maladie n'ayant pas pris un caractère plus alarmant, on continua les frictions sur la langue, mais avec des doses un peu plus fortes de sel aurifère Le 18 novembre, l'amélio-ration existant dans l'état de M. Ahia ne permettait plus de songer à l'amputation, et un mois plus tard on ne comprenait plus qu'on y eût songé : c'est qu'en effet les changements les plus favorables s'étaient opérés dans l'état de M. Ahia. La fièvre avait absolument cessé, la figure annonçait le plus grand calme, l'appétit était bon, les digestions excellentes, et le ma-lade commençait déjà à reprendre un peu d'embonpoint. — A cette époque, le malade avait consommé 20 centigrammes de sel aurifère. — Le pied avait commencé plus tard à s'amé-liorer; mais depuis (3 décembre) qu'on pratiquait dessous la plante des frictions avec une pommade aurifère (0.25 gr. d'or divisé sur une once d'axonge), il avait un peu désenflé, et les mouvements avaient acquis un peu plus de liberté : cependant le malade était encore éloigné, non pas de s'appuyer dessus, mais seulement de le laisser pendre ou de l'appuyer sur le sol.

Les frictions sur la langue furent continuées, et l'oxyde d'or par la potasse, en l'associant à l'extrait de thymélée, fut administré en même temps à l'intérieur ; seulement, le sel aurifère ayant produit un peu d'excitation, j'en diminuai notablement la dose (gr. 0.0002), et je fis reprendre les frictions sous la plante des pieds. Le traitement fut continué dans cette forme jusqu'au 1er mars, en faisant croître lentement les doses de chaque préparation aurifère. A cette dernière époque, le malade avait employé de nouveau 20 centigram. de sel aurifère, 1 gram. d'oxyde d'or par la potasse et gr. 2.70 d'extrait de thymélée ; les résultats obtenus étaient fort satisfaisants. Outre que la santé générale avait continué de s'améliorer de la façon la plus évidente, M. Ahia avait commencé à appuyer légèrement sur le sol, et son pied était sensiblement diminué de volume.

Les frictions sur la langue et les pilules avec l'extrait de thymélée furent continuées, mais je fis substituer le stannate d'or à l'oxyde d'or par la potasse, et le traitement fut ainsi suivi jusqu'à la fin du mois d'août, et alors cessé, car je considérai le malade comme guéri. En effet, quoique l'articulation malade eût conservé un volume un peu plus considérable que l'autre, elle avait repris toute sa mobilité, et M. Ahia chaussait des bottes aussi bien de ce pied que de l'autre, fournissait sans difficulté les courses les plus longues, et restait, comme l'exigeait son état, huit ou dix heures par jour sur ses jambes, sans que cependant le bas de la jambe ni le pied offrissent la moindre enflure. Dans cet intervalle de temps (1er mars-1er septembre), M. Ahia avait consommé 60 centigrammes de perchlorure d'or et de sodium, 1 gramme d'oxyde d'or par la potasse, 3 gram. de stannate d'or et 16 gram. d'extrait de thymélée ; il avait passé deux mois à la campagne, ce qui avait favorisé considérablement l'action curative du traitement.

M. Ahia visita M. le professeur Magendie dans les premiers jours de juillet 1831 ; mais je dois craindre que ce professeur n'ait oublié et cette visite et celui qui la lui rendit de ma part, afin que cette belle cure pût être constatée par un savant aussi capable d'en apprécier toute la valeur.

OBSERVATION XVIIe, extraite de ma pratique (1). — *Tumeurs blanches des articulations fémoro-poplitée et tibio-tarsienne. — Nécrose du tibia. — Etat général extrêmement fâcheux. — Guérison par le perchlorure d'or et de sodium en frictions sur la langue et par le même sel et le stannate d'or à l'intérieur et en pommade. — Cure qui s'est montrée solide pendant douze années consécutives.*

Le 22 février 1831, je fus conduit par MM. Amussat et Moreau, mes collègues à la Société protestante de prévoyance et de secours mutuels, pour voir Hippolyte Vaillant, demeurant rue de Bondy.

Le 2 mars suivant, cet enfant fut visité par M. le professeur Magendie, qui constata la gravité de son état, que je ne parviendrai jamais à peindre avec des couleurs assez sombres, tant il était fâcheux.

Hippolyte, alors âgé de douze ans environ, reposait sur le côté droit, et sa figure pâle et maigre n'annonçait que trop les souffrances auxquelles il était en proie et qui étaient telles qu'il passait presque toutes ses nuits sans dormir. Il était sans appétit, digérait mal et avait fréquemment le dévoiement. Ces accidents généraux résultaient de l'état de la jambe gauche, qui offrait depuis le genou, qui avait acquis un volume fort considérable, jusqu'au coude-pied, *dix-huit plaies, dont deux en dehors de la jambe et seize à la face interne.*

Racontons maintenant comment les choses s'étaient passées, pour en arriver à ce point.

A l'âge de deux ou trois ans, Hippolyte eut un engorgement au cou qui fut ouvert par l'instrument tranchant. Vers l'âge de dix ans, il fit une chute dans laquelle porta le pied gauche. Deux ou trois mois après cette chute la jambe enfla

---

(1) Cette observation a déjà reçu une première publicité dans mon mémoire sur les *Tubercules et les Scrofules.* C'est l'observation LXXVIe, page 361.

considérablement et il se forma en dedans un abcès qui était situé à la réunion du tiers inférieur avec les deux tiers supérieurs. A cette même époque, Hippolyte avait déjà beaucoup maigri, il toussait beaucoup, et M. Moreau qui le visita alors, l'ausculta avec soin, mais il ne trouva rien qui dénotât une maladie des poumons, pas plus que nous qui, un an plus tard, nous livrâmes au même examen. M. Moreau agrandit l'ouverture fistuleuse qui s'était faite spontanément, et déjà à l'aide de la sonde il avait reconnu une carie du tibia; il reconnut encore une carie de la malléole externe où une plaie s'était ouverte, peu de temps après celle du bas de la jambe. Le genou ne tarda point à participer à cet état fâcheux, il se tuméfia et devint fort douloureux; le pied offrit le même état.

Les accidents locaux que nous venons d'énumérer s'accompagnaient alors de symptômes généraux assez graves, d'une fièvre ardente et de délire. Deux applications de sangsues furent pratiquées une au genou, et le lendemain la seconde au pied; en calmant un peu l'inflammation, elles procurèrent quelque calme, mais n'empêchèrent pas que deux nouveaux abcès ne s'ouvrissent, l'un à la face interne du genou sur la tête du péroné et l'autre en dehors du coude-pied, à l'extrémité inférieure du même os. Dès ce moment, la maladie continua de faire des progrès, de nouveaux abcès s'ouvrirent, la jambe se plia sur la cuisse, le genou devint encore plus gros, et la jambe et la cuisse s'amaigrirent de jour en jour.

Cet état si triste, dont les progrès n'avaient pu être suspendus par les bains répétés, les cataplasmes émollients, les onguents suppuratifs, les lotions toniques et le vin de quinquina à l'intérieur, avait fait songer à l'amputation de la cuisse, et si le malade nous fut confié, c'est que M. Roux, qui avait aussi vu Hippolyte, et M. Amussat pensèrent que cette opération n'offrait aucune chance favorable.

Hippolyte Vaillant fut immédiatement mis à l'usage du perchlorure d'or et de sodium associé à la poudre d'iris et administré à l'intérieur dans la première cuillerée du potage pris le matin. Plus tard, je changeai ce mode d'administration et je le fis prendre en frictions sur la langue. De cette manière, je pus, après un mois de traitement, adjoindre au sel aurifère, le stannate d'or à l'intérieur en l'associant à l'extrait de thymélée. Vers le milieu du traitement, quand la plaie qui existait au côté externe du genou fut cicatrisée et que cette partie fut moins douloureuse, je fis pratiquer des frictions sur toute l'articulation avec une pommade aurifère. Pendant toute la première moitié du traitement, qui dura quatorze mois, la jambe et le genou malades furent tenus sans cesse enveloppés dans de larges cataplasmes émollients, et pendant presque toute sa durée Hippolyte prit deux grands bains par semaine. Du reste le traitement fut peu favorisé par les conditions hygiéniques dans lesquelles se trouva sans cesse placé cet enfant. Ainsi, quand je le visitai, il demeurait dans une chambre assez grande, mais située dans les combles et ne recevant l'air et le jour que d'une seule croisée tout à fait insuffisante pour une pièce aussi grande et qui, par son mode de construction, ne permettait pas un renouvellement facile de l'air. Plus tard il demeura dans une petite pièce, située au premier au fond d'une petite ruelle humide et recevant les émanations de plusieurs fosses à fumier. Cependant cette chambre était exposée au soleil levant et en partie au midi; malheureusement la maison se trouvait en contre-bas avec le boulevard, ce qui nécessairement la rendait humide. Quant au régime alimentaire, il fut le moins mauvais possible; car si les ressources manquèrent à la mère de cet enfant, le bon vouloir y suppléait souvent.

Chez Hippolyte, comme chez tous les enfants que nous avons eu le bonheur de rendre à la santé, les premiers effets du traitement furent d'améliorer la santé générale. L'appétit, qui était nul, se prononça de plus en plus; les digestions devinrent meilleures, et le dévoiement qui s'était présenté plusieurs fois encore pendant les premiers mois du traitement fut bientôt plus rare et ne se représenta jamais ensuite; au contraire, les fonctions digestives s'exécutèrent de mieux en mieux, et les garde-robes furent pour toujours de la plus grande régularité. Aussi en même temps que les symptômes scrofuleux s'atténuaient, Hippolyte prenait de l'embonpoint quoiqu'on le vît se développer à vue d'œil, au point qu'à la fin du traitement il avait grandi de plusieurs centimètres.

Ce fut d'abord vers le genou et le coude-pied, donc vers les deux articulations, que l'amélioration se manifesta par une diminution marquée dans la douleur, de sorte que le malade commença à pouvoir reposer, et que nous pûmes, quoiqu'il fût difficile de faire mouvoir l'articulation fémoro-poplitée, reconnaître qu'elle n'était pas privée de toute mobilité. Aussi, vers le troisième mois du traitement, quand nous reconnûmes qu'il restait à peine un peu de douleur, nous recommandâmes que matin et soir et pendant au moins un quart d'heure, on imprimât à l'articulation malade des mouvements doucement forcés et de plus en plus étendus, mais en suivant une progression extrêmement lente. Cette méthode, que nous employons toujours toutes les fois qu'il reste quelque mobilité dans l'articulation malade, nous réussit ici parfaitement, et l'enfant a retrouvé toute la motilité du genou, dont les mouvements ne différaient en rien, à la fin du traitement, de ceux exécutés par le genou sain. Quant à la mobilité et à la motilité du coude-pied et des orteils dont les mouvements volontaires étaient devenus impossibles, elles revinrent assez promptement, à la suite d'un abcès développé sous l'influence du traitement. Quoique dans les premiers jours de décembre, l'extension complète de la jambe ne fût point encore possible, Vaillant montait cependant l'escalier en appuyant franchement sur le pied malade. Un mois plus tard le résultat que nous venons d'énoncer était complétement obtenu. La différence dans les délais qui furent nécessaires pour arriver au même résultat pour les deux articulations, s'explique parfaitement bien par la différence dans le degré de maladie. Malgré les deux plaies situées sur les malléoles interne et externe, quoique la sortie d'esquilles de la plaie externe permît de supposer la carie de l'extrémité infé-

rieure du tibia et du péroné, il n'existait cependant pas de
gonflement du premier de ces os, et celui observé n'avait
évidemment lieu que dans les tissus environnants l'articulation tibio-tarsienne. Tandis que le volume considérable du
genou, son immobilité, forçaient à reconnaître qu'il y avait
gonflement de la tête du tibia et probablement des condyles
du fémur.

La cicatrisation des plaies existant sur toute l'étendue de
la jambe se fit plus longtemps attendre; c'est qu'en effet il y
avait carie de presque toute la face antérieure de cet os, et il
fallut du temps pour que l'exfoliation se fît dans une étendue
aussi considérable. Cependant vers le 15 décembre 1831,
époque où nous présentâmes notre petit malade à une des
réunions médicales de la société protestante, il ne restait plus
que quatre plaies, dont deux qui avaient fourni des esquilles,
avaient près de 18 lignes de longueur. Cette exfoliation, qui
ne commença que deux mois après que le traitement eut été
commencé et alors que ses effets se manifestaient tantôt par
des urines abondantes, tantôt par des transpirations, fut
favorisée par une augmentation quelquefois considérable dans
la suppuration, dont la matière offrait cependant les qualités
d'un pus assez louable.

Quand j'ai publié pour la première fois cette observation,
j'avais été mal renseigné sur Hippolyte Vaillant, qui n'a joui,
que jusqu'au mois de mars 1844, du bénéfice de sa guérison,
par conséquent pendant douze ans. Il est mort le 26 octobre
1844, après six mois de maladie, des progrès lents d'une affection du cerveau, dont le développement a été spontané. Elle
a débuté par une céphalalgie d'abord fort aiguë, puis seulement gravative, mais qui a persisté jusqu'au moment de la
mort. Peu de temps après l'invasion de la maladie est survenue une paralysie d'un côté de la face (*Hémiplégie à droite*)
avec difficulté pour parler. La paralysie s'est étendue d'abord
au bras droit, puis plus tard à la jambe du même côté. En
même temps qu'elle faisait des progrès, l'intelligence s'obs-
curcissait. J'ai dû ces renseignements au frère d'Hippolyte

qui, quoique faiblement constitué, paraît jouir d'une bonne santé, et à M. le docteur Monod, qui a soigné Vaillant, pendant tout le cours de cette dernière maladie et qui a bien voulu me donner, en réponse à une lettre que je lui écrivis, les renseignements suivants : « Vaillant a succombé à une « affection organique du cerveau; était-ce des tubercules? je « suis porté à le croire à cause des antécédents, mais je n'en « ai pas la certitude, l'autopsie n'ayant point été faite. Son « fils se porte bien quoiqu'un peu lymphatique. »

Signé, Monod.

Ainsi l'histoire d'Hippolyte Vaillant, si l'opinion de M.G. Monod est fondée, ainsi que je le pense, aurait la plus grande analogie avec celle de l'enfant B*** rapportée dans l'ouvrage déjà cité (Obs. XXXVIII°, pag. 145). Vaillant portait probablement au milieu de la substance cérébrale une tumeur tuberculeuse qui s'est développée lentement, et a fini par déterminer un ramollissement du cerveau; ou bien encore il était affecté d'une méningite tuberculeuse, qui, à l'instar de certaines affections tuberculeuses des poumons, est restée pendant un grand nombre d'années à l'état latent. Dans tout état de cause, c'est à nos yeux un exemple incontestable d'une maladie à forme scrofuleuse, mais au fond véritablement, essentiellement tuberculeuse.

Obs. XVIII° et XIX°; par le docteur Girardot, déjà nommé. — *Quatre enfants atteints de scrofules.* — *Deux succombent; les deux autres sont guéris par gr. 1.50 chacun de perchlorure d'or et de soude en frictions sur la langue et gr. 8 en pommade.* — *Chez l'aîné, ophthalmie double, boursouflement et ulcération de la muqueuse nasale; ozène, engorgement avec ulcération des glandes sous-maxillaires; carie d'une phalange et du calcanéum, accidents vers la poitrine.* — *Chez le plus jeune, tumeur blanche avec plaies fistuleuses.* — *Traitement de six mois pour chacun.*

« M. le comte de S*** F***, ancien militaire, et madame la

« comtesse de S*** F***, qui jouit ainsi que lui d'une bonne
« constitution, habitent un château situé sur la rive humide
« et marécageuse de la Marew. Ils avaient quatre enfants ; ils
« eurent la douleur dans l'espace de quatre ans, d'en perdre
« deux d'un vice scrofuleux, quoiqu'ils eussent mis à contri-
« bution toutes les lumières des médecins du pays et les res-
« sources de la pharmacie, et même à deux reprises les bains
« de mer à Dantzick. Craignant de perdre les deux seuls fils
« qui lui restaient et qui étaient atteints du même vice à un
« haut degré, M. le comte de S*** me les amena trois jours
« après mon retour à Varsovie, le 28 mars dernier (1828).

« L'aîné, âgé de treize ans, d'une faible complexion, pré-
« sente à l'observation un teint blême, une figure de cire, les
« yeux rouges, enflammés, avec perte des cils, les cartilages
« tarses tuméfiés, une abondante sécrétion des glandes de Mei-
« bonius, le nez allongé, la membrane muqueuse tapissant son
« intérieur, boursouflée, ulcérée en divers points, ne permet-
« tant le passage de l'air qu'avec difficulté, sécrétant toujours
« une matière puriforme, d'une odeur désagréable. La glande
« sous-maxillaire gauche offrait le volume d'un œuf de pigeon
« avec un trou fistuleux dans son centre du diamètre d'une
« plume de corbeau ; les bras étaient comme atrophiés ; la
« phalange de l'index droit était tuméfiée, cariée et était le
« siége d'un petit ulcère fistuleux. Le thorax était maigre,
« étroit, et une petite toux sèche, continuelle, annonçait un
« empâtement scrofuleux des glandes du poumon. Enfin il
« existait aussi une carie avec fistule au calcanéum gauche,
« au lieu de l'insertion du tendon d'Achille.

« Le cadet d'une aussi faible constitution, âgé de huit ans,
« ne présentait que trois fistules à la partie inférieure du bras
« gauche avec tuméfaction de l'articulation. Ces deux enfants
« avaient peu d'appétit, et leurs facies les représentaient comme
« deux êtres bien souffrants.

« Après avoir lu un in-folio de recettes de docteurs de di-
« verses nations, je proposai au père, homme sensé, de les
« soumettre aux frictions du muriate triple d'or et de soude

« du docteur Chrestien; de leur faire suivre un régime ali-
« mentaire sain que j'allais lui prescrire, et surtout de leur
« faire habiter une autre terre que je lui connaissais dans un
« lieu sec, élevé, bien aéré, assez voisin de belles forêts de
« pins, comme aussi de leur faire prendre beaucoup d'exercice
« à pied, à cheval et en voiture. Ma proposition fut acceptée
« sans difficulté, et je devais m'y attendre, puisque ce père
» malheureux avait fait, sur le bruit des cures étonnantes
« que j'avais obtenues, quatre-vingts lieues pour mettre ses
« deux enfants entre mes mains.

 « Je prescrivis un grain de muriate uni à cinq d'amidon de
« froment divisé en cinq paquets, et j'ordonnai à chaque ma-
« lade d'employer chaque jour une poudre d'un cinquième
« de grain en frictions sur la langue, friction qui devait du-
« rer, montre sur table, au moins quatre minutes, et je re-
« commandai que la salive qui se sécrétait pendant la friction
« fût avalée et non rejetée. Je fis préparer ainsi six grains pour
« chaque malade pour un mois. Je priai le chirurgien qui
« accompagnait les deux jeunes malades de panser les plaies
« avec des bourdonnets de charpie enduits d'une pommade qui
« contenait du même muriate, et je dis au père qu'ainsi muni
« de ces médicaments, il pouvait retourner chez lui et le priai
« de faire exécuter ponctuellement mes ordonnances, puis au
« bout de quinze jours de me donner des nouvelles, l'ayant
« bien prévenu de tout ce qui pourrait arriver.

 « Fidèle à sa promesse, au bout de deux semaines, il m'é-
« crivit qu'il y avait déjà un peu de mieux, que mes patients
« mangeaient plus, étaient moins moroses, et que la sécrétion
« des urines était plus abondante, que du reste ils n'éprou-
« vaient aucune douleur à la langue.

 « Je répondis de suite de continuer, et qu'à la fin du mois
« j'attendais un second message. Son contenu fut plus favo-
« rable que le premier, car le nez était redevenu à l'état na-
« turel, les yeux n'étaient plus rouges, la toux avait moins
« d'intensité, la glande était diminuée, les plaies fournis-
« saient une suppuration plus épaisse.

« J'expédiai de nouveau 12 grains, avec prière de continuer
« et de m'instruire à la fin du mois du résultat.

« Cette fois, la missive me causa un grand plaisir. Les pa-
« tients étaient de bonne humeur, la glande avait disparu, les
« plaies étaient cicatrisées. La tuméfaction de la phalange
« était moindre ; dans l'état du pied, il y avait une sensible
« amélioration ; en un mot, le comte était content, et me di-
« sait que, grâce à cet *immortel* traitement (c'est ainsi qu'il le
« qualifie), ses enfants vont mieux de jour en jour, tandis
« qu'à la suite de tous ceux suivis antérieurement, ils avaient
« toujours été de mal en pis jusqu'au moment où deux des
« quatre avaient rendu le dernier soupir.

« Je fis continuer, et, vingt jours après, je reçus une troi-
« sième lettre, par laquelle on m'observait que le cadet était
« très-bien, mais que l'aîné avait été obligé de suspendre ses
« frictions, parce que la langue lui faisait mal ; mais que,
« l'ayant souvent frottée avec du miel, elle commençait à
« être moins douloureuse ; que du reste les yeux et le nez
« étaient dans l'état naturel, et qu'il n'y avait que la cicatrice
« qui pouvait déceler que la glande avait été engorgée ; que
« les autres présentaient une amélioration bien sensible, ce
« qu'on n'avait jamais obtenu depuis l'invasion du mal ; qu'il
« ne toussait plus, avait beaucoup d'appétit et commençait à
« prendre de l'embonpoint.

« Derechef ma réponse fut accompagnée de 12 grains de
« muriate, de pommade aurifère, avec prière de faire recom-
« mencer les frictions à l'aîné si la langue était revenue à son
« état normal, et que j'attendais au bout du mois un rapport,
« s'il ne survenait pas d'accidents non prévus.

« A la fin de juillet, les patients ayant déjà consommé cha-
« cun 30 grains de muriate en frictions, l'on me répondit
« qu'ils avaient un appétit vorace, qu'ils suivaient en tous
« points mes ordonnances, qu'il était sorti par les plaies quel-
« ques petites particules osseuses, et qu'il ne restait plus
« qu'une fistule au bras, qui n'avait qu'une ligne de profon-
« deur, et que sous peu sans doute elle serait fermée ; que la

« douleur de la langue était passée lors du retour du courrier,
« et que l'aîné avait repris l'usage des frictions. Ma réponse
« fut accompagnée de 12 grains, avec prière de suivre en
« tout point le même traitement.

« A la fin d'août je reçus l'avis important que mes patients
« allaient on ne peut mieux, qu'ils avaient recommencé le
« cours de leurs études, que la plaie du bras, la seule qui fût
« la plus opiniâtre, était cicatrisée, et l'on finit par me deman-
« der si l'on devait encore continuer l'usage des frictions.

« Je répondis en envoyant encore douze grains de mu-
« riate.

« Vers la mi-septembre, le comte, plus que satisfait de l'é-
« tat de la santé de ses enfants, me les a amenés à Varsovie. On
« n'aurait pas reconnu ces deux êtres que j'avais vus six mois
« auparavant dégradés par la maladie. Ils étaient frais, bien
« portants; il ne leur restait d'autres traces du mal qu'ils
« avaient éprouvé, que les cicatrices.

« Pendant le cours du traitement auquel je les ai soumis,
« ils ont pris chacun en frictions trente grains de muriate
« d'or et deux gros en onguent associés à quatre onces de cé-
« rat de Gallien.

« L'aîné seul a eu un peu de douleur à la langue, aucun
« d'eux n'a eu la fièvre. Le père a seulement observé que les
« urines avaient été toujours abondantes, de couleur naturelle,
« seulement ayant de l'odeur vers la fin du traitement. »

M. Girardot termine ainsi cette observation qui est, comme
toutes les autres, adressée sous forme de lettre à M. Chrestien. « Comme j'ai dit à ma jeune cliente que j'allais vous
« écrire, elle m'a chargé de vous témoigner ses remercîments
« pour votre traitement qui, dit-elle, *fait des miracles!* »

Les cures obtenues par M. Girardot paraissent avoir été
durables; car je trouve dans une lettre de M. le baron Girardot
adressée de Varsovie à M. Chrestien, en date du 15 novembre
1827. « Cette jeune et jolie personne qui a eu, il y a près de
« quatre ans cette glande si volumineuse et dont je vous ai
« envoyé l'observation, jouit toujours d'une parfaite santé.

5

« Elle s'est mariée et a une fille. » Avant, M. Girardot avait
dit : « *toutes les cures que j'ai obtenues sont constantes.* » Il
ajoute ensuite : « Le fils du général Bontemps, auquel on a
« voulu faire l'amputation du bras par suite d'un vice scrofu-
« leux, se porte à merveille. Il a conservé son bras et s'en sert
« aussi librement que du gauche. Son père, homme fort in-
« struit et très-reconnaissant, est un grand prôneur de la mé-
« thode aurifère. »

Plus tard encore (24 avril 1828), il écrivait : « Tous les
« malades traités il y a quelques années par la méthode auri-
« rifère se portent à merveille, aucun n'a eu de rechute. »

Il est une circonstance qu'il importe de signaler dans la
pratique du médecin de Varsovie, ce sont les doses élevées du
sel aurifère qu'il administre. Voici ce que M. Girardot écrivait
à ce sujet : « Le fils unique d'un général en a pris dans le cours
« d'un an (toutefois à différentes reprises) quarante-cinq grains,
« sans en éprouver la moindre incommodité. Il se porte aussi
« à merveille, et l'embonpoint qu'il a acquis depuis me fait
« espérer que le vice scrofuleux dont il était tourmenté et qui
« menaçait ses poumons, ne le fera point périr de la phthisie.
« Vous voyez donc que dans ce pays il faut administrer le mu-
« riate d'or en quantité considérable et à haute dose.

« Les deux enfants qui avaient une carie des apophyses
« épineuses des vertèbres dorsales et lombaires se portent à
« merveille, tous les deux courent comme s'ils n'avaient ja-
« mais été malades. »

Cependant M. Girardot a éprouvé un insuccès, et il s'est fait
un devoir de le faire connaître à M. Chrestien. J'imiterai sa
bonne foi en l'enregistrant ici.

« Je n'ai point obtenu d'aussi heureux résultats pour un
« seul malade, le fils unique d'un général, enfant âgé de six
« à sept ans, qui avait perdu la faculté de mouvoir le membre
« abdominal droit par suite d'une affection scrofuleuse. Cette
« maladie s'était portée sur l'articulation coxo-fémorale et y
« avait déterminé une vive inflammation à la partie supérieure
« et antérieure de la cuisse, bientôt suivie d'un abcès qui, après

« avoir suppuré quelques mois, avait laissé une fistule. Cette
« dernière circonstance me faisait craindre une carie au fé-
« mur ou à l'os des îles, car ma sonde, dirigée de bas en haut,
« parcourait un grand trajet. La fistule s'est fermée, à ce que
« m'écrit le père, qui demeure à quarante milles d'ici (Varso-
« vie), mais il s'est formé un autre dépôt à la partie moyenne
« et externe de la cuisse, qui s'est ouvert à l'aide de cataplas-
« mes et qui maintenant est en pleine suppuration. C'est à
« peine si le jeune malade peut remuer le membre. Cet infor-
« tuné qui souffre depuis trois ans est dans un état de ma-
« rasme qui me fait craindre pour ses jours. Dans le commen-
« cement du traitement il a été beaucoup mieux; mais de-
« puis, sa poitrine a été plusieurs fois engouée. Cependant cet
« empâtement a disparu à la suite de quelques frictions de
« muriate d'or. Son père me mande qu'il a maintenant bon
« appétit, qu'il dort bien, qu'il continue l'usage des frictions,
« et que dans quelques jours il me donnera lui-même de plus
« amples détails. Voilà donc le seul malade qui me donne
« quelque inquiétude sur *cent soixante-trois* scrofuleux que
« j'ai soignés depuis plus de deux ans, avec un succès com-
« plet, par votre merveilleuse méthode. »

OBSERVATION XXe, par le docteur BERTRAND, médecin à Marseille (1). — *Tumeur blanche du genou; abcès nombreux dans la
continuité de tout le membre; dépérissement. — Traitement de
quatre mois par gr. 7.50 d'or divisé en frictions sur la langue.
— Guérison.*

« M. R***, né à la Martinique, avait éprouvé dans les îles
« une douleur et un engorgement à l'aine droite. A l'âge de
« dix ans, il vint en France, il y rapporta l'engorgement, mais
« les douleurs avaient disparu. Il fut placé au Lycée de Mar-
« seille. Un an après son arrivée, à la suite d'une fièvre ca-
« tarrhale, un nouvel engorgement se manifesta avec vio-

(1) Ce médecin est mort depuis plusieurs années.

« lence à la cuisse, au genou et à la jambe du même côté; il
« fut confié à mes soins; je jugeai le cas très-grave, et je de-
« mandai une consultation. MM. Joyeuse, médecin, Bremon-
« det, Moulard, chirurgiens, furent appelés. Le pronostic fut
« fâcheux, puisqu'il ne parut pas aux consultants que le jeune
« homme pût relever de son état.

« Plusieurs dépôts s'étant formés au genou, à la cuisse et
« à la jambe, je fus forcé de faire quatre ouvertures, deux à
« la cuisse et les deux autres à la jambe. Quelques jours après,
« il s'établit spontanément deux autres ouvertures; il sortit de
« celles-ci, ainsi que de celles que j'avais pratiquées, un sang
« noirâtre et très-peu de pus : tous ces dépôts communiquaient
« entre eux. Voyant que, malgré tous mes efforts, le malade
« dépérissait, et jugeant que le mal provenait d'un épaississe-
« ment de la lymphe, je me décidai à l'emploi de l'or limé
« par la *Méthode iatraleptique*. Je fis prendre de l'or le plus
« pur, que l'on réduisit, au moyen de la lime, en poudre
« presque impalpable, que j'eus néanmoins la précaution de
« faire passer à travers un morceau de batiste très-serrée.
« Je l'employai d'abord à un quart de grain par jour pendant
« quinze jours; pendant deux autres semaines j'en employai
« journellement un demi-grain en deux prises; après ce
« terme, un grain, et enfin un grain et demi par jour en trois
« frictions.

« Ce traitement a duré quatre mois, quoique les plaies et
« l'engorgement eussent disparu à la fin du troisième. La
« dose totale de l'or employé fut de cent cinquante grains.

« N'ayant associé aucun autre remède à celui-ci dès le mo-
« ment que j'en eus fait commencer l'usage, je ne puis attri-
« buer qu'à ce moyen puissant une guérison si peu attendue.
« Le malade se servit de béquilles pendant trois mois, l'arti-
« culation du genou se trouvant à demi ankylosée; mais à son
« retour des eaux de Digne où je l'envoyai, il n'eut plus be-
« soin de ce secours pour marcher, et il put se livrer à tous
« les exercices que faisaient ses camarades d'étude. Il jouit ac-
« tuellement d'une santé parfaite; il ne lui reste qu'un peu

« de raideur à l'articulation qui, j'espère, ne résistera pas à
« une nouvelle saison des eaux de Digne.

Le malade, pendant l'administration de l'or, a éprouvé des
« évacuations considérables; les urines ont été très-abon-
« dantes, les garde-robes très-fétides et les sueurs d'une odeur
« repoussante. »

Le fait suivant va clore la série des faits qui se rapportent
aux *tumeurs blanches* et que j'ai pris presque au hasard parmi
un grand nombre d'autres que j'ai encore en ma possession.
Ces derniers prouvent encore tout le parti qu'on pourrait tirer
de cette médication dans le traitement de cette maladie, pourvu
toutefois qu'elle ne se complique pas, ainsi que je l'ai prouvé
ailleurs (1), et comme il arrive malheureusement trop souvent, de la présence de tubercules dans quelque point de l'é-
conomie.

OBSERVATION XXIe. — *Tumeurs blanches des articulations du
coude-pied et du coude. — Engorgement des glandes. — Carie
de l'os maxillaire inférieur. — Traitement par les préparations
aurifères. — Guérison qui date aujourd'hui (15 octobre 1850)
de dix-neuf ans.*

Mademoiselle L... J***, âgée aujourd'hui (10 septembre
1831) de dix-huit ans passés, est née de parents qui se disent
fort sains, mais elle a pris pendant trois mois le lait d'une nourrice portant au cou les stigmates indélébiles d'une ancienne
affection scrofuleuse; c'est à cette circonstance, qui n'est sans
doute pas sans importance, que madame J*** (2) attribue la
maladie de sa fille. — Quoi qu'il en puisse être, L... se porta

_____

(1) Voyez mon mémoire : *De l'analogie et des différences entre les
tubercules et les scrofules* (déjà cité), pag. 71 et suiv.

(2) Il faut dire que madame J*** est malade depuis un grand nombre d'années d'une affection arthritique, qui, en faisant des progrès
incessants, lui a enlevé absolument l'usage des membres abdomi-
naux, de sorte qu'aujourd'hui (15 octobre 1850) elle passe sa vie assise
ou couchée.

bien jusqu'à l'âge de sept ans, époque qui fut le point de départ d'une maladie qui a presque compromis la vie de cette jeune personne, et n'a fini qu'à la fin de décembre 1832.

Je n'aurais cependant pas relaté l'histoire de cette malade, si je ne m'étais point imposé la loi de publier les observations de la plupart des scrofuleux que j'ai soumis à un traitement par la méthode aurifère, qu'elles soient favorables ou non au traitement employé. En effet, chez cette malade le traitement a été d'une longueur désespérante, et ses diverses phases n'ont point offert ces caractères saillants, qui permettent de bien apprécier les actions physiologiques et thérapeutiques d'un médicament, de sorte qu'il sera permis d'attribuer la cure aussi bien à l'action toujours lente, mais quelquefois favorable du temps, qu'à celle du traitement, avec d'autant plus de raison que mes avis ont été souvent négligés et que les médicaments employés ne furent pas toujours de bonne qualité. Cette observation offrira cependant toujours un certain degré d'intérêt, celui qui résulte de la gravité du symptôme.

A sept ans donc, la malléole interne du pied droit devint le siége d'un engorgement qui fut combattu par quelques applications de sangsues et des cataplasmes émollients, ce qui n'empêcha pas l'engorgement de se propager à toute l'articulation, qui ne tarda point à devenir le siége d'un premier ulcère. On continua les applications émollientes, et la malade fut condamnée à un repos absolu en même temps que l'articulation à une immobilité complète. Un traitement interne fut suivi à la même époque, mais sans régularité à cause du mauvais état de l'estomac qui ne supportait pas toujours la tisane de houblon, les sirops anti-scrofuleux et le vin anti-scorbutique. Pendant les huit mois que dura ce traitement, la malléole externe s'engorgea, de sorte que toute l'articulation fut prise; de nouveaux ulcères fistuleux s'ouvrirent et la jambe éprouva un amaigrissement considérable. Il y eut, malgré l'ouverture de nouveaux abcès jusque sous la plante du pied, un peu d'amendement procuré par des cataplasmes faits avec des herbes bouillies dans du vin, des pansements avec un onguent particulier et l'usage d'une tisane faite avec la salseparreille, la pariétaire et la fumeterre. — Une partie de l'engorgement, ainsi que deux légères ulcérations, persistent encore aujourd'hui (10 septembre 1831). — Pendant que ce traitement, qui paraît avoir été sagement dirigé, procurait cette légère amélioration, et qu'un abcès survenu à la joue se vidait et se cicatrisait, la jeune fille atteignait dix ans ; mais de nouveaux symptômes se manifestèrent : la mère attribue, sans doute avec raison, leur développement aux mauvaises habitudes (1) contractées dans un pensionnat. Toujours est-il, qu'il survint au pied gauche un engorgement situé sur la malléole et bientôt ulcéré. Cet ulcère se cicatrisa presque immédiatement et n'a laissé que des traces légères. Mais au même moment les glandes du cou s'engorgeaient, une tumeur, survenue sous le menton et sur la ligne médiane, s'ouvrait et laissait une plaie fistuleuse qui persista et suppura ensuite avec abondance. En même temps l'articulation du coude s'engorgeait, s'ulcérait ; cette ulcération persista aussi avec deux fistules, qui suppuraient peu abondamment.

En même temps que la jeune malade partait pour la Touraine, afin d'y aller passer toute la belle saison, elle commença l'usage de pastilles de chocolat contenant un dixième d'oxyde d'or par la potasse, et fut soumise à un régime convenable et que j'avais soigneusement tracé dans une consultation, qui réglait aussi la progression à suivre dans l'augmentation des doses de pastilles. Les moyens locaux consistèrent dans l'emploi de cataplasmes émollients appliqués tous les soirs sur les articulations malades et les plaies furent pansées avec de la

_____

(1) Je ne veux point ici traiter cette question, si la masturbation peut être une cause de scrofules ? Je dois seulement faire observer que cette déplorable habitude, en appauvrissant la constitution, doit nécessairement favoriser le développement de cette maladie, surtout chez les personnes qui y sont disposées par leur tempérament.

charpie sèche. Je fus, du reste, peu tenu au courant de la
marche du traitement et de la maladie, et je ne revis Léonie
que le 4 février 1832.

A cette époque, les symptômes qui avaient persisté au pied
et au coude étaient dissipés, mais la plaie fistuleuse qui était
située sous le menton, existait toujours, et l'engorgement qui
l'entourait était fort augmenté. Je conseillai un nouveau traitement par le stannate d'or uni à l'extrait de thymélée, mais il
fut fait avec encore moins de suite que le premier; on eut
pour prétexte fondé des suspensions fréquentes qu'on y in-
troduisit, le dévoiement que provoquait à tous moments l'u-
sage de ces pilules (1). On apporta plus de suite dans le traitement lorsqu'il eut été reconnu dans une consultation (15
mai 1832) avec M. le docteur Leybeaudy, qu'il y avait carie
de l'os maxillaire inférieur, ce que j'avais annoncé depuis
longtemps en voyant le pus fuser par le bord alvéolaire, lorsque j'exerçais une pression même légère sur l'engorgement.
Le traitement fut donc continué avec un peu plus d'exacti-
tude jusqu'au moment où la partie de l'os frappée de nécrose
eut été expulsée, ce qui eut lieu vers le mois de septembre.
Dès ce moment, quoique la cicatrisation se soit encore fait assez longtemps attendre, la cure ne fut plus douteuse, et elle
fut complète vers la fin de décembre (1832). Il y a donc, aujourd'hui (15 oct. 1850), près de dix-neuf ans que cette cure
a été accomplie, et la réapparition d'aucun symptôme scrofuleux n'est venue la démentir. Mais une circonstance remar-

---

(1) Le hasard m'a fait découvrir plus tard la cause de l'action fâcheuse (et fâcheuse avec peu de bénéfice pour la malade) de ces pilules, qui étaient préparées chez un pharmacien ami de M. J***. Ce
pharmacien, n'ayant pas de stannate d'or, le remplaçait par le perchlorure d'or et de sodium, que les intestins ne supportent pas toujours bien. De même que, manquant d'extrait de thymélée, il le
remplaçait par la poudre. Je le demande, y a-t-il moyen de faire de
la médecine heureuse, quand on tombe à un pharmacien qui vous seconde si mal?

quable, c'est que la menstruation ne s'est jamais établie chez Léonie, quoiqu'elle se soit mariée quinze ou dix-huit mois après sa guérison ; aussi n'a-t-elle pas d'enfant, quoiqu'il n'y ait en apparence du côté des organes de la génération aucune espèce de dérangement, ainsi que j'ai eu l'occasion de pouvoir m'en assurer. Je dirai, pour terminer, que malgré cette bonne santé habituelle, cette femme, qui paraît plus jeune que son âge, offre cette circonstance d'une diarrhée qui dure plusieurs semaines, et qui, depuis plusieurs années, se représente à chaque printemps.

C'est ce motif, d'une mauvaise préparation des médicaments administrés (*condition qu'on rencontre trop souvent quand il s'agit des préparations d'or*) qui m'a empêché de relater en son lieu l'histoire d'une jeune malade (mademoiselle Eugénie D***) qui me fut adressée au mois d'août 1833, par M. le docteur Lesbazeilles, mon collègue alors à la Société protestante de prévoyance et de secours mutuels. Ce n'est pas que j'aie échoué dans ce cas, pas plus que dans celui qui précède, mais j'ai mis trois ans à opérer une cure qui eût à peine demandé six mois d'un traitement bien fait et bien suivi. Cette jeune fille, qui était malade depuis quatre ans et demi, avait une carie, avec gonflement assez considérable de plusieurs os du métacarpe ; au sommet de la tumeur osseuse existait une ulcération de peu d'étendue, mais d'un fort mauvais aspect. Une seconde ulcération, bien plus considérable et d'une plus fâcheuse nature, en apparence du moins, avait son siége au-dessus du coude du même côté. Trois traitements au moins, entrepris toujours à des intervalles assez éloignés, ont guéri cette jeune fille, aujourd'hui nubile (1) et qui jouit d'une bonne santé dans le moment où j'écris ces lignes

---

(1) Ce n'est pas sans difficulté qu'elle fut réglée ! Elle me fut ramenée en 1836, parfaitement guérie sans doute, mais non encore menstruée, et tourmentée par une chlorose, qui céda à l'usage des préparations ferrugineuses.

(15 mars 1838). Mais pourquoi trois traitements?... parce que mes formules portées chez des pharmaciens infidèles, mais vendant à bas prix, furent toujours fort mal exécutées. Si je prescrivais le sel aurifère, il était mélangé à la poudre de réglisse, qui le décompose en grande partie; si, l'un ou l'autre oxyde en pilules, comme on n'en avait pas, on y suppléait en préparant les pilules avec du perchlorure d'or et de sodium, qui encore la plupart du temps était mal préparé; si, de l'extrait de thymélée, comme dans le cas précédent on employait la poudre de la même plante, ou bien souvent une poudre inerte. Croit-on qu'aucun succès soit possible en médecine avec des conditions semblables?

Je donnerai seulement ici la fin de l'histoire d'Eugénie, dont l'observation figure dans mon Mémoire *sur les Tubercules et les Scrofules* (Obs. LVe, pag. 260). Elle continua de jouir d'une assez bonne santé jusqu'à la fin du mois d'août 1844, époque où elle succomba à une méningo-céphalite, assez légère mais confirmée par l'autopsie, qui ne révéla la présence du tubercule en aucun point de l'économie. « La « main autrefois malade fut examinée avec le plus grand soin. « La peau adhère aux os quatre et cinq du métacarpe, qui « avaient été le siége de trois abcès fistuleux ; le périoste était « détruit aux points d'adhérence et épaissi autour. C'est à peine « si sur ces mêmes points, il existait quelque trace d'érosion de « la surface osseuse. De cet examen, il résulte donc que le pé- « rioste avait presque été seul malade. Et cependant cette ma- « ladie, que d'après ce même examen, on devait considérer « comme ayant été fort légère, avait évidemment porté une « grande perturbation dans la santé générale. *Perturbation* « *qu'on ne peut expliquer qu'en admettant un principe morbide*, « dont le mal de la main n'était qu'une traduction extérieure. » (*Loc. cit.*)

Le vice scrofuleux, en se portant sur les extrémités des os longs, par conséquent sur les portions de ces os qui concourent à la formation des articulations, soit qu'il altère de suite la substance de l'os, soit qu'il fasse développer une sub-in-

flammation dans la synoviale d'abord, puis dans les ligaments, sub-inflammation qui les tuméfie, puis les détruit
comme le fait la carie pour les os, ce vice, dis-je, peut quelquefois déterminer des changements dans les rapports existant entre les surfaces articulaires : ce sont ces changements
qu'on désigne sous le nom de *luxations spontanées* ou *consécu-*
tives. Ces luxations, pour mériter les épithètes par lesquelles
on les désigne, ne sauraient avoir lieu par des causes externes,
à moins toutefois qu'on attribue à ces dernières une influence
déterminante, dont il est impossible de ne pas reconnaître la
réalité. Sans doute le vice scrofuleux n'est pas le seul vice interne qui puisse causer dans les articulations des déplacements
de ce genre, mais je crois pouvoir dire avec Boyer (1) que
« c'est celui qui les produit le plus souvent. » Ces déplacements peuvent sans doute avoir lieu dans toutes les articulations, mais ils n'ont réellement d'importance que pour celles
qui sont chargées d'exécuter des mouvements d'une grande
étendue et de diverses natures, et je ne m'en occuperai que
pour l'articulation de la tête avec les premières vertèbres, et
pour celle du fémur avec l'os de la hanche (2). Je puis d'autant moins me dispenser de parler de ces graves lésions, en tant
qu'elles ont été causées par le vice scrofuleux, que j'ai eu l'occasion de faire des applications heureuses de la méthode aurifère au traitement de ces deux genres de déplacement. A
l'occasion de la luxation spontanée du col du fémur ou *morbus*
coxarius, je discuterai les avantages de quelques moyens lo-

---

(1) *Traité des maladies chirurgicales* (4ᵉ édit.), tom. IV, pag. 306.
(2) Cooper(*OEuvres chirurgicales*) a signalé la luxation spontanée
du genou ; j'en ai donné une idée suffisante quand j'ai parlé des *tu-*
meurs blanches et je ne crois pas nécessaire d'y revenir ici. Quant à la
luxation spontanée du coude-pied, dont parle aussi l'illustre chirurgien anglais, elle me paraît rentrer dans la catégorie de ces cas
si rares, qu'il n'est encore permis que de les indiquer. Du reste, tous
les cas de luxation spontanée, dépendant d'une cause scrofuleuse,
doivent être traités par les préparations d'or.

caux encore fort usités, et j'en proposerai un dont l'emploi m'a souvent été utile et qui ne peut que favoriser puissamment l'action du traitement interne.

Parmi les luxations spontanées, celles qui affectent les vertèbres cervicales sont les plus graves; heureusement elles se rencontrent assez rarement, et pour cette cause elles ont été peu étudiées et sont restées assez mal connues. Cette considération sera cause que j'insisterai davantage sur cette grave affection. Rust est le médecin qui me paraît avoir donné dans son traité d'*arthro-kakologie* la meilleure description de cette maladie, et je crois bon de la transcrire ici en la prenant dans la traduction des œuvres de sir Astley Cooper, annotées par M. le docteur E. Chassaignac (pag. 196).

« Le premier symptôme est une douleur qui a son siége
« dans le cou, qui s'accroît à l'approche de la nuit ou lors de
« la déglutition d'une bouchée volumineuse, ou enfin par une
« profonde inspiration; cette douleur occupe un côté du cou;
« surtout dans les mouvements de la tête vers l'épaule. Elle
« s'étend du larynx à la nuque, et souvent jusqu'au scapulum
« du côté malade. Aucune lésion extérieure n'est appréciable,
« mais une forte pression sur la première et la seconde vertè-
« bre produit une vive souffrance, et dévoile ainsi le siége de
« la maladie. La gêne de la déglutition et de la respiration
« augmentent, en alternant avec la douleur du cou, qui sem-
« ble se fixer à la région postérieure de la tête, et devient into-
« lérable dans les mouvements de cette partie; la tête s'a-
« baisse vers une des épaules, et la face s'incline un peu en
« bas; car, en général, la maladie n'attaque les articulations
« que d'un seul côté, et dans sept cas sur neuf, c'était le côté
« gauche; si les deux côtés sont affectés simultanément, la
« tête s'inclinera directement en avant; les choses restent
« dans cet état pendant plusieurs semaines ou même
« pendant plusieurs mois, et souvent, avant l'apparition
« de symptômes plus graves, il se manifeste une amélio-
« ration apparente, les mouvements sont plus libres et la
« position de la tête plus naturelle; mais bientôt l'articula-

« tion des sons et la déglutition subissent de nouvelles en-
« traves; la douleur renaît plus cruelle et plus étendue; la
« tête se déjette un peu en arrière et tombe vers le côté op-
« posé; son poids semble trop lourd au malade qui la soutient
« avec ses mains, toutes les fois qu'il change d'attitude; cette
« dernière circonstance peut être considérée comme un
« symptôme pathognomonique. Un autre symptôme, qui, à
« cette époque, dévoile la véritable nature de la maladie, c'est
« une expression toute particulière de souffrance dans la phy-
« sionomie, qui, jointe à la position et à la raideur de la tête,
« constitue un ensemble de traits tellement caractéristiques,
« qu'il suffit de l'avoir observé une seule fois pour le connaître
« de prime abord.

« Cette physionomie du malade, que Rust a cherché à re-
« présenter dans une planche, consiste particulièrement dans
« l'altération générale des traits, la langueur des mouve-
« ments des yeux et l'expression mélancolique et sombre de
« sensations douloureuses intérieures. L'expression de souf-
« france augmente dans les mouvements de la tête. Plus tard
« se manifestent la sensation d'un bruit dans la tête, la sur-
« dité, les vertiges, les crampes et les convulsions, une para-
« lysie incomplète surtout aux membres thoraciques, l'apho-
« nie, l'expectoration purulente et les symptômes de fièvre
« hectique. On n'observe en général aucun changement exté-
« rieur, soit au cou, soit à la nuque, et Rust n'a vu qu'un
« seul cas dans lequel il se développa, du côté malade, une tu-
« meur qui abcéda et laissa un ulcère fistuleux. Mais la pres-
« sion la plus légère sur les trois premières vertèbres est
« extrêmement douloureuse, et quelquefois, à une époque
« avancée de la maladie, le frottement de deux surfaces iné-
« gales est manifestement appréciable dans les mouvements
« de la tête; le malade peut rester dans cet état pénible et ir-
« remédiable pendant plusieurs mois, et il meurt soit d'épui-
« sement et de faiblesse, soit, ce qui est plus fréquent, d'une
« manière soudaine et inattendue.

« M. Lawrence regarde cette maladie comme consistant

« primitivement dans l'ulcération des cartilages, suivie de la
« destruction des ligaments et de la carie des os, et s'étendant,
« sous des formes et à des degrés variés, aux organes impor-
« tants situés dans le voisinage. Il ne connaît aucun cas de
« cette affection décrite pendant qu'elle est bornée aux sur-
« faces articulaires. »

Cette maladie, comme toutes les affections scrofuleuses les
plus graves, peut se guérir spontanément, mais alors il y a
presque toujours ankylose, et il faut le dire, la guérison est
encore fort rare même avec cette infirmité; car Rust, lorsqu'il
a publié le traité cité, ne connaissait que des cas terminés par
la mort des malades; il eut plus tard de rares exemples d'une
terminaison plus heureuse. Ayant eu connaissance d'un cas
heureux observé à l'hospice des Enfants-Malades, j'ai cherché à en connaître les détails et je me fais un devoir de le con-
signer ici. Je le ferai suivre d'un cas de guérison obtenue à l'aide de la méthode aurifère. La comparaison que l'on
pourra facilement faire de ces deux observations permettra
d'apprécier ce qui est préférable, d'appliquer cette méthode
dans les cas de ce genre, ou de les abandonner aux seules ressources de la nature.

OBSERVATION XXIIe, recueillie auprès de la malade. —
Luxation spontanée des vertèbres cervicales. — Par suite acci-
dents de la plus grande gravité. — Engorgement des glandes du
cou. — Aucun traitement. — Guérison.

Eugénie Pionnier entra à *l'hospice des Enfants-Malades* le
22 décembre 1834; elle était âgée de douze ans. Il y avait
trois à quatre mois qu'elle ressentait une douleur très-vive et
continue dans la région des vertèbres cervicales; sa tête avait
commencé à s'incliner sur l'épaule gauche et à se renverser
légèrement en arrière, en même temps que la face se tour-
nait vers la même épaule; elle commençait aussi à éprouver
dans les extrémités inférieures un engourdissement qui sans
être très-prononcé rendait cependant la marche incertaine.
Plusieurs glandes du cou étaient engorgées. Presque dès son

entrée dans l'hospice, la position vicieuse de la tête augmenta au point qu'elle toucha bientôt l'épaule gauche; ce fut peu de temps après qu'il se déclara une paralysie complète de tout le côté droit. Puis, la maladie faisant toujours des progrès, la paralysie s'étendit bientôt au côté gauche, et Eugénie fut perclue de tous ses membres, et finit enfin par rendre les urines et les matières fécales involontairement. La région du cou, qui était le siége de la maladie, continuait d'être douloureuse, et si on y appliquait la main un peu fortement, on excitait des contractions convulsives dans les extrémités. La malade, en outre, se plaignait d'une céphalalgie intense et continuelle, et elle éprouvait presque sans cesse les symptômes d'une méningo-céphalite imminente.

L'état d'Eugénie s'aggrava encore et fut bientôt tel, qu'à chaque visite l'habile praticien, dans le service duquel elle se trouvait placée, ne croyait plus la retrouver vivante le lendemain. Cet état se prolongea, en restant aussi grave, pendant plusieurs mois, puis la tête commença à se relever un peu, et en même temps Eugénie pouvait mouvoir les doigts du côté droit. Cette amélioration alla depuis ce moment chaque jour en croissant, et Eugénie Pionnier sortit de l'hospice entièrement guérie le 19 mai 1836, après y être demeurée cinq cent quatorze jours.

On ne lui a fait subir d'autre traitement que de lui donner une tisane insignifiante, que de lui faire prendre quelques bains simples, de lui appliquer quelques ventouses et un vésicatoire à la nuque, qu'elle a ensuite gardé quelques mois.

J'ai revu, le 10 mars 1838, Eugénie Pionnier; c'était une jeune fille assez maigre, pâle, bouffie, et offrant toutes les apparences d'un tempérament éminemment lymphatique. Mais il faut dire qu'elle habitait une de ces rues du quartier Saint-Denis (rue des Prêcheurs, n° 15), que le soleil ne sèche jamais, et dans une maison vieille, sale, une chambre qui, quoique située au quatrième étage et exposée au midi, est mal aérée et mal éclairée. Du reste, si ce n'était une pose légèrement vicieuse de la tête, qui incline légèrement sur l'épaule gauche, en même temps que la face est un peu tournée du même côté, on pouvait dire qu'il ne lui restait rien de son ancienne maladie, ni gêne dans les mouvements du cou, ni engorgement. Quoique alors âgée de quinze ans, Eugénie n'était point encore réglée ; du reste, elle avait un appétit excellent et paraissait jouir d'une bonne santé.

Elle se trouvait encore dans ces mêmes conditions en 1848 ; mais alors elle s'est asphyxiée par le charbon. — Et chose assez digne de remarque, c'est que son père, qui s'était remarié, et qui n'a pas peu contribué à la mort de sa fille, en la rendant fort malheureuse, s'est pendu dans le courant du mois de mai 1850.

OBSERVATION XXIIIᵉ, extraite de ma pratique. — *Constitution scrofuleuse. — Carie d'une des vertèbres cervicales. — Luxation spontanée de l'axis sur l'atlas. — Guérison par le stannate d'or associé à l'extrait de thymélée. — Cure qui date aujourd'hui (15 octobre 1850) de plus de treize années.*

Robillard (René) allait atteindre quinze ans, quand il fut admis à l'*Hospice des Enfants-Malades* et placé parmi les *dartreux*, salle Saint-Louis, nº 24. — Une personne qui fréquentait alors cet hospice, et dans laquelle j'ai lieu d'avoir toute confiance, m'a fait connaître le diagnostic porté sur ce malade, *qu'on considéra comme incurable.* — « Scrofuleux au plus haut « degré. — Probablement carie de l'axis et luxation sponta « née de l'axis sur l'atlas. — Par suite, déviation de la tête « qui est penchée sur l'épaule gauche et hémiplégie à gau « che. » Quelques mois avant qu'il n'entrât dans cet hospice, René m'avait été présenté. Il avait alors la tête fortement pen chée sur l'épaule gauche ; les mouvements du cou étaient im possibles. Soit que je ne me sois pas trouvé suffisamment éclairé sur la nature de la maladie, soit que j'aie craint d'en treprendre une cure si difficile, je ne voulus donner aucun conseil à ce malade.

Voici les renseignements qui me furent fournis à cette époque.

A l'âge de douze ans, Réné avait eu la *teigne* (1). Cette maladie, après avoir duré plusieurs mois, se guérit spontanément sous l'influence de pansements insignifiants. — Peu de temps après, il se fit dans la tête une éruption de gros boutons, qui, après avoir persisté quelque temps, s'éteignit aussi spontanément.

Réné était absolument débarrassé de ce *favus*, quand, à la suite d'une grande frayeur, il fut atteint de la danse de Saint-Guy; il fut guéri de cette maladie, qui dura six mois, par l'usage des bains froids.

Ce n'est que vers l'âge de quatorze ans environ, que la maladie, pour laquelle je l'ai enfin traité, commença à se manifester. — Ce furent d'abord quelques douleurs éprouvées dans le cou, sous l'occiput, douleurs qui augmentaient dans les mouvements ordinaires de la tête. En même temps que cette douleur persistait, la tête commençait à s'incliner légèrement vers l'épaule droite; mais bientôt, après s'être momentanément redressée, elle se pencha peu à peu dans le sens opposé. — La santé générale paraissait cependant encore si peu dérangée, que ses parents, ses compagnons d'enfance croyaient que la position de la tête résultait d'une mauvaise habitude. Une *plaisanterie*, qui faillit être fatale au malade, les eut bientôt désabusés et les éclaira sur la gravité de cette affection. Ses camarades voulurent, en maintenant le corps et en exerçant une traction sur le cou, lui redresser la tête; mais ils durent se hâter de cesser cette manœuvre, en voyant Réné pâlir, tomber en syncope et éprouver dans la respiration une gêne si

---

(1) C'est bien ici le lieu de rappeler que Ahia, qui fait le sujet de l'Obs. XVIe, avait eu aussi la teigne dans son enfance. Un autre enfant pour lequel j'ai été consulté et qui est atteint d'une carie scrofuleuse de l'os maxillaire inférieur, avait eu aussi la teigne dont il avait été guéri par le traitement, dit des Frères Mahon. Cette cure datait d'un an, quand la maladie scrofuleuse se déclara.

6

grande qu'on crut qu'il allait mourir suffoqué (1). Cette position
vicieuse alla en augmentant et fut bientôt telle que la tête vint
s'appuyer sur le sommet de l'épaule. Les mouvements de rotation avaient en même temps diminué d'étendue ; ils furent absolument impossibles quand l'inclinaison fut aussi prononcée
que nous avons dit. — Au fur et à mesure que ces symptômes
d'une nature déjà si fâcheuse se développaient, il se mani-
festait d'abord un engourdissement de la jambe gauche ; cet
engourdissement gagnait successivement la cuisse, l'avant-
bras, le bras et enfin les doigts ; bientôt ce fut une hémiplégie à gauche presque complète, et le malade fut obligé de
prendre le lit. Tous ces symptômes s'accompagnaient d'une
céphalalgie violente et continuelle. Il s'en fallait aussi de beaucoup que le malade pût se servir librement du côté droit.

C'est donc dans cet état que René entra le 12 septembre
à l'hospice des Enfants-Malades et il y demeura jusqu'au 16
juin 1836. — Pendant son séjour dans cet hospice, il fut mis
à l'usage des bains sulfureux ; on lui appliqua à la nuque, de
chaque côté du rachis, un cautère (depuis longtemps déjà il en
avait un au bras gauche), et on lui fit boire des tisanes amères
et du sirop antiscorbutique. Sous l'influence de ces moyens,
la tête se redressa quelque peu et la paralysie fut un peu moins
prononcée, puisque l'enfant put se lever et se traîner péniblement ; mais les mouvements du cou restaient aussi impossibles,
et le moindre effort pour en faire excitait une vive douleur.

Voici, du reste, l'état dans lequel était René quand il me
fut amené, peu de temps après sa sortie de l'hospice.

La figure est pâle, maigre ; les traits sont tirés ; les yeux
sont ternes et sans expression, la physionomie annonce la
souffrance. — La tête est fortement déviée de la ligne droite

---

(1) On sait aujourd'hui avec un grand degré de certitude que : « la
« moelle allongée est le siége du principe, qui détermine les mouve-
« ments de la respiration. (Voy. *Recherches expérimentales sur les
« propriétés et les fonctions du système nerveux,* par M. FLOURENS. —
« Paris, 1842, chap. XI. »

et inclinée sur l'épaule gauche; la face est légèrement tournée vers la même épaule. — Les mouvements de flexion de
la tête sont difficiles, limités, très-douloureux; ceux de rotation sont impossibles de droite à gauche et presque nuls de
gauche à droite. — Un grand nombre de glandes de la partie
postérieure du cou sont engorgées, et il existe un écoulement
purulent par chaque conduit auditif. Le malade se plaint en
outre d'une céphalalgie habituelle, avec de fréquents redou-
blements. — Il existe une faiblesse musculaire générale très-
marquée, mais elle va jusqu'à la paralysie pour le côté gauche. Ainsi Réné n'éloigne que très-difficilement le bras
gauche du corps et il lui est impossible de l'élever jusqu'à la
hauteur de l'épaule; il ne le ramène qu'avec peine au-devant
du corps; il lui est impossible de le porter en arrière. Sa main
ne peut exercer aucune pression, ses doigts ne peuvent rien
saisir ni rien retenir. — La jambe gauche est dans un état de
demi-flexion continuelle sans que l'articulation du genou soit
malade; l'enfant ne saurait en aucune façon s'appuyer sur cette
jambe, et quand il marche, soutenu sur deux bras, il la traîne.
— Si Réné veut essayer de faire quelques pas seul, à tous moments il tombe, et alors il lui est impossible de se relever; il lui
arrive même de tomber quand il est assis, s'il a le malheur de
se porter un peu sur le côté gauche. — Quoique le côté droit
ne soit pas dans un état de faiblesse aussi grand, ce n'est que
difficilement que le malade parvient à porter à la bouche les
aliments solides; mais cela lui est impossible pour les boissons
et le potage, qu'il ne saurait manger seul, de même qu'il ne
saurait boire seul. — Il faut qu'on l'habille et qu'on le désha-
bille et généralement qu'on l'aide pour qu'il puisse satisfaire
à tous ses besoins. — Le pouls est faible et peu fréquent. —
L'appétit presque nul, les digestions lentes et la constipation
fréquente. — Le sommeil est bon. — L'enfant est indolent,
sans énergie aucune, sans vouloir; son intelligence est évidemment diminuée de ce qu'elle était avant qu'il ne tombât malade. — La parole est gênée et la voix a un timbre particulier qui
ne date que du moment où la maladie eut acquis tout son dé-

veloppement. — En examinant la région postérieure du cou,
je trouvai les deux cautères mentionnés et toute cette région
fort douloureuse au toucher.

La cure me parut impossible, et dans la pensée de ne pas
l'entreprendre, j'engageai les parents à attendre pour voir ce
qui résulterait de l'influence d'un meilleur régime, de l'usage
des bains simples et de l'exercice au grand air, autant toutefois qu'il serait possible d'en faire prendre au malade. Mais le
2 septembre 1836, Réné était dans le même état et je dus cé-
der aux instances du frère et de la belle-sœur, qui, quoiqu'ils
ne fussent que de simples ouvriers, s'étaient généreusement
chargés de cet enfant, abandonné par son père et sa mère.

Je reconnus de suite deux indications à remplir : la première, sans doute la plus pressante, la plus évidente, était de
combattre, de détruire la diathèse scrofuleuse, cause de la maladie des deux premières vertèbres cervicales. Il fallait aussi
songer que le malade avait une céphalalgie continuelle, ré-
sultant sans doute de la compression exercée sur la moelle allongée et sur ses membranes : de là une menace incessante de
congestion sanguine vers le cerveau, congestion qui, dans des
conditions aussi défavorables, aurait nécessairement déterminé
la mort. — J'étais en droit d'espérer beaucoup des préparations d'or administrées dans la première intention ; je songeai
aux préparations mercurielles, dont l'action antiphlogistique
est maintenant bien reconnue pour parer aux accidents cérébraux.

Réné Robillard fut donc mis concurremment à l'usage des
pilules avec le stannate d'or et l'extrait de thymélée, prises le
matin à jeun, et à celui des pilules de Belloste, prises le soir
au moment du coucher. Ces pilules furent suspendues toutes
les fois qu'il y eut un léger commencement de salivation. On
cessa absolument d'en faire usage dans les premiers jours de
novembre ; à cette époque, en effet, les douleurs de tête, com-
battues aussi par plusieurs applications de sangsues pratiquées
au siége (à la vérité toujours en petit nombre), ces douleurs,
dis-je, avaient presque entièrement cessé. Vers cette même

époque, les deux cautères du cou suppurant fort peu, je les fis supprimer. — Celui du bras fut supprimé trois mois plus tard.

Du 2 septembre 1836 au 6 avril suivant, par conséquent en cent quatre-vingt-quatre jours de traitement, réduits à cent quarante-quatre jours effectifs par suite de diverses suspensions, le malade a consommé gr. 2.50 de stannate d'or et près de 20 gr. d'extrait de thymélée. La plus faible dose pour l'oxyde a été de 5 milligram. et la plus forte de 25 milligram.; pour l'extrait de thymélée, la plus faible dose a été de 5 centigram. et la plus forte de 225 milligrammes.

Suivons maintenant les progrès du traitement.

Dès le 12 septembre, ses effets favorables se manifestaient par une légère augmentation dans l'appétit; mais le 27 suivant, il commençait à y avoir de l'amélioration dans la marche ; Réné pouvait mieux mouvoir son bras gauche. Le 7 octobre, cette amélioration était encore plus marquée : à cette époque, les cautères du cou, qui donnaient fort peu avant qu'on ne commençât le traitement, excités maintenant par l'oxyde d'or, suppuraient avec une abondance extraordinaire. — Une salivation marquée avait fait suspendre les pilules de Belloste et on avait pratiqué au siége une application de huit sangsues, dont les piqûres avaient saigné abondamment.

Du 15 octobre au 15 novembre, les progrès furent peu marqués, et j'en reconnus la cause dans une erreur que j'avais commise en mettant quatre grains de stannate d'or en 30 pilules au lieu de 10 pilules comme j'aurais dû faire en suivant la progression, que j'avais adoptée pour la graduation des doses.

C'est dans les premiers jours de décembre : alors que depuis un mois on avait définitivement cessé les pilules de Belloste (reprises et abandonnées quand la salivation s'était remontrée); alors que depuis un mois aussi on avait supprimé les deux cautères, qui suppuraient de moins en moins; alors surtout que le malade prenait journellement 25 milligrammes de stannate d'or; c'est alors, dis-je, que l'amélioration fit des progrès de jour en jour plus sensibles. Ainsi Réné commença à pouvoir tourner la tête à gauche; il lui fut possible de porter les deux mains sur la tête et de les passer par-dessus; il pouvait s'habiller et se déshabiller seul; sa marche était devenue plus ferme; il ne tombait plus et il pouvait faire des courses assez longues. — Le 14 janvier suivant (1837), l'amélioration était encore bien plus grande; c'est à peine si alors il traînait un peu la jambe gauche; il se suffisait absolument à lui-même, et ce qui fut surtout remarquable, c'est que le bras gauche, qui était presque atrophié, avait repris un volume égal à celui du bras droit. Quoique les mouvements de la tête restassent toujours difficiles, ils acquéraient cependant de jour en jour plus d'amplitude. La physionomie, qui avait repris depuis longtemps de l'intelligence, annonçait la plus brillante santé.

6 *juillet.* — J'ai revu aujourd'hui Réné qui, depuis trois mois, a cessé toute espèce de traitement, et qui depuis deux mois est entré dans une maison de librairie où il fait toutes les courses. Si ce n'était l'impossibilité qu'il éprouve encore de faire exécuter au cou de grands mouvements de rotation, quoique ces mouvements soient chaque jour plus libres; n'était la légère difficulté que Réné éprouve pour parler et surtout pour prononcer quelques mots, on pourrait dire qu'il ne reste plus aujourd'hui aucune trace de sa maladie; cependant il ne faut pas approcher l'oreille du cou quand le malade le fait rapidement tourner à droite et à gauche; car alors on entend un craquement qui annonce combien l'articulation a été malade, et qu'elle n'a pas repris toute sa souplesse et toute sa liberté. Il ne faut pas non plus palper le siége occupé par cette articulation, car il semble que cette partie n'a plus le volume qu'elle doit avoir, et on ne sent plus au travers des téguments l'apophyse supérieure gauche, tandis qu'on retrouve parfaitement celle du côté droit.

J'ai souvent occasion de voir Robillard qui est aujourd'hui (15 octobre 1850) âgé de près de 31 ans, et qui continue de jouir de la plus excellente santé, tout en conservant toujours un peu de roideur dans les mouvements du cou. Voilà donc près de quatorze ans que cette belle cure a été obtenue, et il n'est jamais rien survenu qui pût faire douter de sa solidité.

Ce fait parle si haut par lui-même, qu'il me semblerait inutile de le faire suivre d'aucunes réflexions, s'il n'existait point une circonstance qui pourrait devenir, de la part de quelques esprits difficiles à convaincre, la source d'objections en apparence fondées ; je veux parler de l'aide que j'ai trouvée dans l'emploi des pilules de Belloste. Ce moyen a sans doute puissamment favorisé la cure ; mais quelle a été la portée de ce secours, quel fut dans ce cas le mode d'action de ces pilules ? il fut en tout semblable à celui du calomélas administré dans le traitement de la *fièvre cérébrale*. Ce sel mercuriel, dans ces affections, en même temps qu'il exerce une action spéciale sur le sang, qu'il rend moins plastique, produit aussi sur le tube intestinal une puissante révulsion : de même ont agi les pilules de Belloste chez Réné Robillard, offrant une si grande disposition aux congestions cérébrales, disposition qu'elles ont fort bien détruite. Mais cette disposition n'existait plus ou du moins avait été considérablement atténuée, que les accidents attribués à l'influence scrofuleuse persistaient toujours et presque encore aussi graves qu'au début de la maladie. Or ces accidents ont été ensuite en décroissant chaque jour, alors que le malade continuait de prendre des pilules aurifères, et le hasard nous fournit une nouvelle preuve de leur puissance curative, puisqu'on vit les progrès de la cure se ralentir dans un moment où, par erreur, j'avais diminué la dose de l'oxyde d'or administré, au lieu de l'augmenter comme je l'aurais dû faire, et ainsi que je me suis empressé de le faire, sitôt que je me suis aperçu de mon erreur.

La luxation spontanée du col du fémur ne paraît pas de prime abord devoir offrir le même degré de gravité que la luxation spontanée de la tête sur l'axis et de l'axis sur l'atlas. Sans doute, il n'arrive jamais que cette seconde lésion, si grave qu'elle soit, puisse déterminer une mort subite comme le premier genre de luxation; mais les effets de la luxation spontanée du col du fémur, pour se faire plus longtemps attendre, n'en sont pas moins funestes, et Boyer a dit de cette affection (*loco citato*, p. 309) « qu'elle fait périr la plupart des « sujets qui en sont atteints. » Il est donc heureux de pouvoir opposer à des maladies aussi graves une méthode de traitement qui peut, si elle est appliquée au début, en arrêter les progrès, et qui peut même encore procurer la cure radicale, alors que la maladie est si avancée qu'il ne paraît plus permis d'espérer même de conserver la vie au malade.

Les observations suivantes vont démontrer, je l'espère, la puissance de la méthode aurifère pour procurer, dans des cas aussi graves, des résultats aussi heureux qu'inattendus.

OBSERVATION XXIVe, par le docteur NIEL, déjà nommé. — *Tumeur blanche.* — *Gonflement considérable des condyles du fémur.* — *Inefficacité de traitements divers.* — *Guérison par gr.* 0.70 *de perchlorure d'or et de soude.* — *Traitement de trois mois et demi de durée.*

« Un enfant, âgé de onze ans, portait, depuis trois années, « une tumeur lymphatique au genou et un gonflement si con- « sidérable des condyles du fémur, que la jambe contractée « en arrière était privée de tout mouvement, et que le pied « par conséquent ne pouvait arriver jusqu'à terre. Le malade, « traité dans un collége de Paris, d'où il arrivait tout récem- « ment, n'avait obtenu aucun soulagement des divers remèdes « qui lui avaient été administrés. Quoique comptant peu sur « la guérison, surtout en raison du volume extraordinaire « qu'avaient acquis les condyles du fémur, j'eus pourtant re- « cours au muriate d'or et de soude, bien convaincu de la « justesse de l'axiome, qui dit qu'un moyen douteux ne doit « pas être négligé, lorsqu'il semble qu'il doit n'y en avoir plus « d'autres. Le premier grain divisé en quinze fractions et le « second en quatorze, ne produisirent aucun effet; mais après « l'emploi du troisième, divisé en treize fractions, la tumeur « lymphatique était tout à fait disparue, et l'enfant commença

« à allonger un peu la jambe, même à s'appuyer dessus légè-
« rement, quoique encore avec difficulté. Le succès m'inspi-
« rait bien quelque confiance, mais ne me satisfaisait pas
« encore. Le gonflement des os était le même, et c'était lui
« spécialement qui avait rendu mon pronostic chancelant. Je
« continuai néanmoins l'usage du muriate, et j'en fis con-
« sommer trois autres grains, divisés chacun en huit fractions,
« sans voir arriver le moindre changement. L'enfant n'éprou-
« vant aucune incommodité de l'emploi du triple sel, j'en
« portai la dose à un septième de grain par jour. Lorsque
« l'enfant eut pris deux grains, divisés de la sorte, il éprouva
« une démangeaison vive dans la partie malade, qui devint
« plus souple et plus mobile. Le remède fut continué encore
« pendant un mois, à la dose d'un cinquième de grain par
« jour, et, durant ce temps, le petit malade éprouva des sueurs
« copieuses et le jour et la nuit. Dès lors le gonflement de l'os
« commença à diminuer, et trois mois après le commence-
« ment du traitement, cette diminution fut si considérable
« que l'enfant, resté boiteux en raison du raccourcissement de
« la jambe, put cependant courir sans soutien, sans bâton,
« avec autant de vitesse que tous ceux de son âge. Cette gué-
« rison m'a paru si extraordinaire que j'ai engagé *M. Besson*,
« pharmacien, à la constater par lui-même, y étant en quel-
« que sorte intéressé, puisqu'il avait fourni le remède. »

Le docteur Niel, qui avait une très-grande habitude des
préparations d'or, les administrait assez souvent à doses aussi
élevées que celles auxquelles il est arrivé dans l'observation
qui suit, et le lecteur ne regrettera sans doute pas de trouver
consignées ici les réflexions qu'il adressa à ce sujet à M. le
docteur Chrestien.

« Vous serez peut-être surpris, mon cher confrère, de la
« précipitation avec laquelle j'ai passé dans le traitement de
« cet enfant, à des doses aussi élevées pour un médicament
« qui, dans certains cas, agit d'une manière si active ; mais
« soyez bien assuré que dans les maladies de la nature de celles
« dont je viens de présenter l'esquisse, on n'obtient pour l'or-

« dinaire de guérison qu'en déterminant des secousses brus-
« ques, je serais presque tenté de dire violentes. Je crois
« même, d'après ce que l'expérience m'apprend chaque jour
« des effets de votre remède, que les petites doses ne produi-
« sent aucun effet, ou du moins qu'un effet insuffisant chez
« les enfants ainsi que chez les personnes d'une constitution
« molle, et chez celles d'un tempérament lymphatique. Je ne
« saurais trop le répéter, si bien des praticiens n'ont pas tou-
« jours retiré de votre remède les bons effets qu'ils s'en étaient
« promis, c'est, ou parce qu'ils n'en ont pas assez soutenu
« l'usage, ou qu'ils l'ont administré en en graduant trop
« minutieusement les doses. »

OBSERVATION XXVᵉ, extraite de ma pratique. — *Luxation
spontanée du col du fémur, avec carie des os et ulcération. —
Inefficacité d'un traitement par les bains sulfureux. — Guérison par le perchlorure d'or et de sodium en frictions sur la langue. — Cure qui date aujourd'hui (15 octobre 1850) de plus de
vingt-quatre ans.*

Madame Av***, demeurant à Paris, rue Tir***, n° 26, est
aujourd'hui (octobre 1850) âgée de trente-huit ans et demi.
C'est une femme forte, assez bien constituée et jouissant d'une
assez bonne santé. Mariée cependant déjà depuis dix-huit ans,
elle n'a pas d'enfants (1). Quand j'ai vu pour la première fois
cette femme, qui s'appelait alors Félicité N*** et qui demeurait chez son père, rue des Sts-P***, n° 73, elle était étendue
sur un lit de douleur, d'où il semblait qu'elle ne dût jamais
se relever. Elle avait 13 ans alors, et il y avait déjà deux ans
qu'elle avait commencé à ressentir les premières atteintes de
la terrible maladie qui la retenait au lit. Ce fut d'abord une
douleur dans le genou droit (2) et un sentiment indicible de

---

(1) Cette femme est séparée, mais seulement depuis deux ou trois
ans, de son mari, qui lui donnait plus de coups que de pain.

(2) Boyer (*Traité des mal. chirurg.*, tom. IV, pag. 312, 4ᵉ édit.)
attache une grande importance à ce dernier symptôme, et il s'en

faiblesse dans tout le membre pelvien du même côté. A la douleur du genou, douleur souvent aiguë mais qui n'était pas permanente, se joignit bientôt une douleur profonde, plus incommode, incessante, et qui avait son siége dans la région de la hanche. Cette région se tuméfia et devint sensible au toucher. A cette même époque Félicité commençait à boiter, et il y avait un allongement peu considérable, mais marqué, du membre. C'est alors qu'elle fut placée à l'Hospice des Enfants-Malades, où, malgré l'usage des bains sulfureux, sa maladie empira de la manière la plus alarmante, et, après six mois de séjour, elle en sortit avec un raccourcissement du membre de près d'un pouce, une tumeur correspondant avec le siége même de l'articulation coxo-fémorale et un état de santé en général fort fâcheux.

Le diagnostic me parut facile à porter, et je n'hésitai point à prononcer qu'il y avait luxation spontanée du col du fémur avec carie du bord supérieur de la cavité cotyloïde, et que c'était de ce côté que la tête du fémur, qui n'était plus retenue dans cette cavité par le ligament rond, dont la ténacité se trouvait notablement diminuée par son état pathologique, tendait à sortir, attirée qu'elle était par les muscles situés dans la partie supérieure de cette région. L'os de la hanche était tuméfié, et toute cette partie était sensible au toucher. L'articulation était le siége elle-même d'une douleur si vive que la malade n'osait pas se permettre le plus petit mouvement,

---

explique dans les termes suivants, que je crois bon de rappeler ici : « La douleur se fait sentir dans la hanche et ordinairement aussi au « genou ; quelquefois même elle est si forte dans cette dernière par- « tie, que les malades s'en plaignent beaucoup plus que de celle de « la hanche ; circonstance qui a fait commettre des méprises en dé- « tournant l'attention des praticiens et en les trompant sur le véri- « table siége de la maladie. Nous connaissons des exemples de luxa- « tions spontanées où des erreurs de ce genre ont eu lieu ; on les « évitera facilement en faisant attention que le toucher n'augmente « pas la douleur du genou, tandis qu'il rend plus vive celle qui a lieu « dans la hanche. »

aussi passait-elle toutes ses journées et toutes ses nuits étendue sur le dos. La tumeur signalée était évidemment fluctuante, et annonçait par sa coloration qu'elle ne tarderait point à s'ouvrir. Malgré cela, obéissant à l'esprit de l'époque, dans l'espérance d'amener la résolution de la tumeur, mais plus encore dans le but de calmer la douleur, je fis pratiquer plusieurs applications de sangsues sur l'articulation, qu'on tenait en outre sans cesse recouverte de cataplasmes émollients et calmants. Je fis presque en même temps commencer l'usage du perchlorure d'or et de sodium en frictions sur la langue, à la dose de 1/24ᵉ de grain.

Il y avait à peine un mois que l'usage du sel aurifère avait été commencé, que déjà il existait un mieux sensible dans l'état général de la malade; mais il n'y avait plus moyen de songer à la résolution de la tumeur; car elle avait fait de nouveaux progrès, était d'une couleur lie de vin, et je m'empressai de l'ouvrir avec la potasse caustique. Le pus qui en sortit était de la plus mauvaise nature et exhalait une odeur fétide. Cependant, dès l'instant que cet abcès eut été évacué, le gonflement de la hanche diminua sensiblement, et on put faire exécuter au membre malade, sans exciter trop de douleur, quelques mouvements de peu d'étendue. Le sel aurifère était continué, et Félicité en prenait dès lors journellement 1/16ᵉ de grain, toujours en frictions sur la langue.

Après un nouveau mois de traitement, l'amélioration était bien plus sensible : on commença à pouvoir lever la malade, qui se tenait alors assise sur le siége, et il fut constaté que le raccourcissement était un peu moins considérable. L'ulcère qui avait succédé à la plaie produite par la potasse caustique, continuait de suppurer fort abondamment, fournissant toujours un pus de très-mauvaise nature. Les mouvements avaient aussi acquis un peu plus d'étendue, et étaient moins douloureux. Vers le même temps (Félicité approchait alors de 14 ans) quelques symptômes firent penser que la menstruation ne tarderait point à s'établir. Alors le sel aurifère, qui était parfaitement supporté, fut donné à la dose de 1/12ᵉ de grain par

frictions. Il y avait à peine quinze jours qu'il était pris à cette
dose, que les règles firent leur première éruption ; depuis ce
moment elles ont pris leur cours et n'ont jamais été suspendues.

Les progrès avaient déjà été fort rapides ; ils le furent encore bien plus sitôt que la menstruation fut établie. Il n'y
avait encore que quatre mois de traitement que Félicité commençait à s'appuyer sur le membre malade, qui était à peine
plus court que l'autre. Deux mois plus tard il n'existait plus
aucune différence, et si, dans la marche, il restait encore un
peu de claudication, elle résultait plutôt de la peur que Félicité
éprouvait à s'appuyer sur le membre droit, que de la persis-
tance d'un état pathologique. A cette même époque, l'ulcère
était cicatrisé, déjà depuis plus d'un mois. De ce moment,
quoiqu'on eût cessé tout traitement, la santé de Félicité a été
chaque jour se fortifiant. Sa marche est devenue de plus en
plus ferme, et si ce n'était aujourd'hui la cicatrice existant, et
aussi un peu de douleur dans l'articulation aux changements
de temps et après une marche un peu longue, il ne resterait
aucune trace de cette maladie, qui si souvent coûte la vie à
ceux qui en sont atteints. — Voici aujourd'hui plus de vingt-
quatre ans que cette cure a été obtenue, et rien n'est encore
venu la démentir.

C'est la première fois que je fis l'application de la méthode
aurifère, avec laquelle alors je n'étais point encore bien fami-
liarisé, au traitement de la luxation spontanée du col du fémur.
Quant aux moyens locaux, je ne songeai qu'à celui que tout
le monde mettait alors en pratique, et j'eus recours à plusieurs
applications de sangsues. Je n'hésite point à dire qu'elles ont
été plus préjudiciables qu'avantageuses. Indépendamment de
cette règle générale, qui veut qu'on soit peu prodigue du sang
des scrofuleux, je pense que dans ces affections les applications
de sangsues, *loco dolenti*, font presque toujours plus de mal
que de bien ; elles font affluer le sang vers l'articulation malade, ce qui, en occasionnant la dilatation des petits vaisseaux,

y détermine la stase de ce liquide et devient ainsi une cause permanente d'inflammation.

Je n'ose pas me prononcer d'une manière aussi formelle contre les applications répétées de vésicatoires volants sur toute la région occupée par l'articulation malade, méthode préconisée par Boyer, qui, dans son immortel ouvrage, a rapporté sept observations dans lesquelles cette médication a été appliquée avec succès ; mais, avec la bonne foi qui le caractérisait si bien, il a aussi rapporté le cas suivant, qui m'a semblé de nature à faire souvent hésiter dans l'application de cette méthode.

Boyer (*loc. cit.*, tom. IV, pag. 337) ayant reconnu, chez une jeune fille, une luxation spontanée commençant du col du fémur, prescrivit le repos dans le lit et l'application successive de quatre vésicatoires volants autour de l'articulation affectée. Il obtint d'abord une amélioration considérable. Mais « l'application d'un cinquième vésicatoire fut suivie d'une « augmentation si considérable des douleurs, que pour les « calmer il fallut avoir recours aux topiques anodins et « narcotiques, malgré lesquels le membre s'allongea de « nouveau. » L'enfant guérit cependant après sept ou huit mois de maladie et à la faveur d'une articulation contre nature.

J'ai donc renoncé aux applications locales de sangsues, et ma confiance dans l'emploi des vésicatoires volants n'est point absolue ; mais je me trouve parfaitement bien de l'application de cataplasmes de farine de lin un peu chauds et abondamment saupoudrés de sulfure de potasse. Ces applications sont renouvelées tous les soirs pour la durée de la nuit, et l'usage en est prolongé jusqu'à ce que l'éruption qu'elles provoquent soit assez considérable et assez incommode pour troubler le sommeil. Alors ces cataplasmes sont suspendus ; mais ils sont repris quand l'éruption calmée, la coxalgie persiste.

Pour moi, le moyen que je viens d'indiquer n'est toujours qu'un accessoire, et c'est dans le traitement interne que je mets toute ma confiance; le cas qui précède la justifie. Dans ce cas, en effet, il y avait formation d'abcès, et Boyer dit en parlant de cette condition : « Lorsque la luxation spontanée « est compliquée d'abcès par congestion, le malade est ordi- « nairement sans ressources, et les personnes qui en sont « atteintes périssent de fièvre hectique, malgré les secours les « mieux administrés. » Moi, au contraire, grâce à la méthode aurifère, j'ai obtenu la guérison et je l'ai obtenue sans anky- lose, qui, encore au dire de Boyer, est la seule chance de gué- rison que la nature offre au malade.

J'ai éprouvé quelque embarras pour classer les faits sui- vants; et, certes, quoiqu'ils soient graves, ils n'occupent pas dans mon mémoire le rang qui leur appartiendrait d'après leur degré de gravité; ils y figurent en effet après des obser- vations qui ont offert un ensemble de symptômes bien plus effrayants. Chez les malades dont je vais donner l'histoire, il y avait sans doute maladie des os; mais s'était-elle développée sous l'influence d'un principe scrofuleux? c'est ce qui ne me paraît pas démontré, c'est ce qui n'a pas paru non plus dé- montré au professeur Breschet, qui a vu en consultation le sujet de la seconde de ces observations. Cependant, la cer- titude qu'il y avait chez ces malades affection de l'os (carie ou nécrose), l'amélioration qu'ils ont obtenue dans leur état par l'usage des préparations d'or, ces considérations, dis-je, m'ont déterminé à leur faire prendre place dans ce second mé- moire. Seulement, par suite des motifs que je viens de dire, je les ai pour ainsi dire placées en dehors des groupes, qui réunissent toutes les autres observations.

OBSERVATION XXVI⁰, extraite de ma pratique. — *Carie du fémur, nécrose, formation d'un séquestre, ankylose. — Retour fréquent d'abcès et d'accidents fâcheux. — D'abord améliora- tion obtenue par l'or divisé et le perchlorure d'or et de soude en frictions sur la langue. — Rechute; nouvelle cure palliative, mais d'une durée de deux ans par le stannate d'or associé aux ex- traits de thymélée et de gentiane à l'intérieur.—Légère rechute*

sans importance, et cure définitive spontanée, qui ne s'est pas dé-
mentie depuis 13 ans.

Je laisserai parler M. Adolphe H*** de M*** lui-même, car il a bien voulu me tracer l'historique de sa maladie et du premier traitement que je lui ai fait faire. « Ce fut le 11 avril « 1813 que j'éprouvai mes premières douleurs. Après quel- « ques heures de marche, une lassitude se fit sentir dans le « genou droit, et le même soir je souffrais tant qu'il me fut « impossible dès le lendemain de me tenir debout. Presque « immédiatement, perte de l'appétit et du sommeil. — Repos « absolu, cataplasmes de toute espèce, lavements alcalins, « frictions d'eau-de-vie camphrée, d'eau de savon, de lauda- « num. — Douches sur le genou. — La douleur se calma au « bout de six semaines sans qu'il se soit manifesté ni enflure, « ni rougeur. Un an s'écoula sans le moindre ressentiment de « ce premier accident. J'étais au Lycée lorsque de nouvelles « douleurs se firent sentir ; elles me prenaient le plus souvent « après les promenades que l'on fait faire aux élèves, mais « elles n'avaient plus le même caractère de ténacité que l'an- « née précédente. Vingt-quatre heures de repos, des frictions « et des compresses d'eau végéto-minérale les calmaient faci- « lement ; elles ne duraient plus six semaines comme la pre- « mière fois, mais huit à dix heures seulement, et se repré- « sentaient tantôt de quinze en quinze jours, tantôt de mois « en mois. Dix-huit mois s'écoulèrent ainsi, et le mal, toujours « dans le même état, ne s'était encore produit à l'intérieur par « aucun symptôme.
« En 1815, les douleurs furent plus fortes ; le genou était « empâté, un gonflement se faisait remarquer à la partie su- « périeure et inférieure du tibia. Les chirurgiens reconnurent « de la fluctuation et voulurent faciliter l'issue du pus à l'aide « d'une ouverture, qui fut pratiquée par le moyen de la pierre « à cautère ; celle-ci fit une petite escharre de la grandeur d'une « lentille mais il ne sortit qu'un peu d'eau rousse. Depuis ce « moment, la plaie se ferma et se rouvrit continuellement de

« quinze en quinze jours. Des douleurs, un peu de fièvre pré-
« cédaient de quelques heures seulement l'ouverture de la
« petite plaie; quelquefois elle s'ouvrait sans douleur et du
« soir au matin sans que je m'en aperçusse. Elle restait trois
« à quatre jours ouverte, après quoi je me portais bien sous
« tous les rapports; je pouvais même marcher sans éprouver
« la moindre gêne. En 1818, après des douleurs très-fortes,
« qui durèrent quelques mois, il se déclara un gros abcès dans
« le gras de la jambe; cette fois la fistule du tibia ne se rouvrit
« pas, tout se porta vers l'abcès qui fut considérable. On espé-
« rait que cette secousse mettrait fin au mal, mais l'année
« suivante il reprit son cours ordinaire; la fistule du tibia
« recommença à s'ouvrir, de quinze jours en quinze jours, avec
« les mêmes symptômes. La plaie alors fut sondée, et on
« décida qu'il n'y avait pas de carie de l'os. Plus tard cette
« plaie se rouvrait plus rarement, mais si le mal se re-
« présentait à de plus longs intervalles, il était plus considé-
« rable.

« Il se présenta bientôt sous une autre forme. — Le genou
« s'enfla beaucoup; la partie supérieure au-dessus de la rotule
« et le bas de la cuisse, qui jusqu'alors étaient restés sains,
« enflèrent aussi considérablement, au point que l'on crut à
« un nouvel abcès. Alors plus d'appétit; grande agitation;
« insomnie pendant plusieurs nuits et douleurs continuelles
« pendant six semaines à deux mois. Au bout de ce temps tout
« se calma; le genou désenflé rentra dans son état naturel, et,
« de nouveau, je fus leste comme si je n'avais jamais rien eu;
« je marchais sans gêne, sans douleur et sans qu'il existât
« aucune altération dans ma santé. A cette époque la fistule
« fut sondée de nouveau; il y avait carie, car la sonde pénétra
« jusqu'à la moelle. Cependant les rechutes étaient plus éloi-
« gnées entre elles; neuf ou dix mois, mais jamais un an, sé-
« paraient les accès.

« En 1825, on me conseilla d'aller à la campagne; là,
« malgré les marques nombreuses de vaccine que je porte sur
« les deux bras, j'eus la petite-vérole. Les boutons parurent

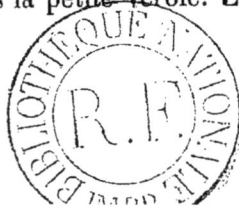

7

« sur tout le corps et disparurent le lendemain (1). Tout le
« mal se jeta sur la jambe droite, affaiblie déjà par bien des
« années de souffrance et par une récente rechute, dont j'étais
« à peine remis. La jambe et la cuisse enflèrent extraordinai-
« rement, et il me fallut rester immobile et souffrant pendant
« six semaines sur le côté droit, sans qu'il me fût possible de
« remuer : la fièvre et l'insomnie étaient continuelles. Pendant
« ce temps, plusieurs abcès énormes se déclarèrent ; un d'en-
« tre eux, situé au mollet, s'ouvrit naturellement, et au mo-
« ment où l'on y pensait le moins, ceux de la cuisse fusèrent
« par-dessous le jarret et se vidèrent par l'ouverture du gras
« de la jambe. Cette dernière crise fut longue et dangereuse.
« Elle détermina une ankylose entre le tibia et le fémur, avec
« une légère flexion de la jambe sur la cuisse, puisqu'il s'en
« faut de deux pouces que le talon ne touche à terre. Le gonfle-
« ment qui existait dans les deux os au moment où ils se sont
« soudés, détermina une légère déviation dans leur situation
« respective, de telle sorte que les condyles ne sont plus exac-
« tement en rapport avec la tête du tibia.

« Après l'ankylose formée, la fistule du tibia ne s'est plus
« rouverte ; elle paraît aujourd'hui entièrement consolidée.
« Au bas de la cuisse, à la partie inférieure et extérieure, il
« s'est encore déclaré quelques petits abcès que l'on a ouverts ;
« mais les douleurs n'étaient plus aussi aiguës qu'autrefois.
« Ces dernières plaies ont été aussi sondées avec soin, et on a
« jugé qu'il n'y avait pas carie de l'os en ces points. Elles ont
« été pansées, tantôt avec de la charpie, tantôt avec de l'on-
« guent de *la mère*. Pour guérir les décollements qui s'étaient
« opérés, on a eu recours aux injections d'eau de potasse et à la
« compression exercée à l'aide de compresses graduées.

« J'étais encore souffrant de ces dernières rechutes, lors-
« qu'on me conseilla de recourir aux préparations d'or du
« docteur Chrestien, ce qui fut fait à dater de juillet 1826

---

(1) C'est sans doute la *varicelle*, et non pas la *variole*, qu'a eue
M. H*** de M***.

« jusqu'à la fin du mois de décembre suivant, intervalle pen-
« dant lequel j'ai usé de ce médicament. Voici comment il m'a
« été administré par les soins de M. Legrand.—L'or fut divisé
« à un grain matin et soir pendant quelque temps, ensuite à
« deux grains par friction, toujours matin et soir. Bientôt un
« grain de muriate a été adjoint à 20 grains d'or divisé, le
« tout en vingt doses à une par jour, et plus tard à deux doses
« par jour. La dose du muriate d'or a ensuite été augmentée
« et portée successivement à deux, trois et quatre grains, tou-
« jours par 20 grains d'or divisé et partagé en vingt doses
« dont je consommai deux doses par jour jusqu'à la cessation
« du traitement (1).

« Dès les premiers jours du traitement, l'appétit qui m'avait
« jusqu'alors abandonné revint sensiblement; mais, par la
« suite, aucun des effets ordinaires qui annoncent l'action du
« remède ne s'est fait sentir. Toutes les plaies de la jambe
« se sont successivement cicatrisées; ce membre a repris de
« la force, je me porte tous les jours de mieux en mieux et je
« commence à espérer qu'enfin je suis définitivement guéri
« (Paris, ce 25 décembre 1827). »

Je ne partageai pas l'opinion du malade et je ne me fis
aucune illusion sur cette cure; en effet, j'avais été appelé au
moment du déclin d'une maladie qui avait toujours offert un
certain caractère de périodicité, et qui, à chaque rechute, avait
eu sa période d'accroissement et son temps de décroissement,
marche qu'aucune médication n'avait jamais troublée. Il y
aurait donc eu de l'imprudence à attribuer à l'action des médicaments la cessation des accidents. Aussi, quoique dès le
20 octobre, ceux-ci fussent tous dissipés, j'avais fait prolon-
ger le traitement jusqu'au 20 décembre suivant, et à cette
époque, je voulais qu'on le prolongeât encore jusqu'en avril;
mais on s'y refusa.

---

(1) Les poudres aurifères ont toujours été administrées en frictions sur la langue, faites après les repas.

J'avais jugé sainement les choses, et le 25 novembre 1828, je reçus de M. H*** de M*** la lettre suivante :

« Une enflure qui commence et quelques picotements qui
« se font sentir, me donnent la certitude d'être repris de mon
« mal de jambe. Si vous voulez avoir la complaisance de passer,
« nous verrons si l'or peut quelque chose. *Du reste, je*
« *n'éprouve point de douleurs, et c'est toujours cela de ga-*
« *gné.* »

Arrivé auprès du malade, je trouvai le côté externe du genou, en un point très limité, un peu gonflé, tendu et douloureux au toucher, ce qui me dénota la présence d'un petit foyer purulent; le genou était assez chaud, le pouls un peu fréquent. Dès le lendemain, la douleur, la chaleur et la fièvre étaient dissipées; la peau qui recouvrait le foyer purulent, était déjà amincie en deux points. Le 4, l'abcès s'ouvrit spontanément et fournit une suppuration d'un assez bon caractère. Je reconnus un peu de décollement autour de la petite plaie; mais la pression que j'exerçai était à peine douloureuse et faisait couler un peu de sérosité rougeâtre. Du reste, pas de douleur, seulement de l'empâtement.

L'appétit était moindre, le teint pâle et la physionomie tirée.

Dès le 28, j'avais fait commencer l'usage de pilules avec le stannate d'or, à la dose d'un dixième de grain et les extraits de thymélée et de gentiane, à la dose d'un grain et demi par pilule. On commença par en prendre une le matin à jeun, et on augmenta d'une chaque semaine. Par la suite, la dose de l'oxyde d'or et celle des extraits furent successivement augmentées, de telle façon qu'à la fin du traitement, qui dura jusqu'au 19 avril, le malade prenait cinq pilules renfermant chacune 2/3 de grain d'oxyde et deux grains de chaque extrait.

Le 19 décembre, la santé générale était améliorée, le sommeil était bon, mais l'appétit, quoique meilleur, n'avait point encore repris son ancienne énergie La plaie, après s'être momentanément agrandie, n'avait plus fourni qu'une sanie liquide, qui vers le 27 était tarie; la plaie alors s'était recouverte d'une petite pellicule et avait paru se cicatriser. Mais du 15 au 20 janvier, alors que le malade prenait le matin à jeun, quatre pilules, représentant 4/5 de grain d'oxyde et 6 grains de chacun des extraits, la jambe devint douloureuse et tout annonçait l'existence d'un nouveau foyer purulent. En effet, un coup de lancette donna issue à une quantité assez notable d'un pus, cette fois épais, blanc, bien lié, inodore et la suppuration des jours suivants conserva les mêmes caractères. Dans le même moment les urines du malade furent très-colorées et laissèrent déposer un sédiment rougeâtre très-abondant. Cette crise se prolongea deux ou trois jours et se renouvela à trois ou quatre reprises à quelques jours d'intervalle. Depuis cette époque, la nouvelle plaie a été chaque jour se rapetissant, et le 20 février, elle était déjà depuis plusieurs jours entièrement cicatrisée.

Cette dernière cicatrice ne ressembla plus aux autres, elle fut déprimée à son centre et parut adhérer à l'os. Il n'exista plus au genou ni gonflement ni rougeur.

18 mars. M. H*** de M*** n'a pas cessé, depuis la cicatrisation de la plaie, d'être dans l'état le plus satisfaisant. Il a repris son bon teint, il a engraissé, conséquences d'un excellent appétit et d'excellentes digestions (1). Il n'éprouve plus, déjà depuis plus d'un mois, aucune sensation fâcheuse du côté de sa jambe, qui est dans un état meilleur qu'elle n'a jamais été.

Maintenant je dois faire remarquer que cette crise n'eut aucun rapport avec les précédentes; en effet, c'est à peine si elle fut annoncée par un peu de malaise général et un léger sentiment d'embarras dans le genou. Les accidents qu'elle a causés ont été tellement différents, que le malade n'a point été obligé de reprendre l'usage de ses béquilles, et que pendant

---

(1) Je crois devoir signaler ici un effet qui avait déjà été ressenti par le malade pendant la durée du premier traitement. M. H*** de M*** remarqua chez lui une grande aptitude au coït, avec la possibilité de s'y livrer sans en ressentir ensuite aucune fatigue.

toute sa durée, il n'a presque pas cessé un instant de faire
usage de sa jambe, qui lui a permis de sortir souvent avant la
cicatrisation de la première et de la seconde plaie. Je crois
donc pouvoir dire, que le premier traitement avait puissamment atténué l'influence morbide qui tourmentait M. H*** de
M***, et j'ai pu penser que le second l'avait entièrement dissipée. Ce second traitement a du reste mieux manifesté ses
effets que le premier, et je n'ai point hésité à considérer, non
seulement les urines rouges et sédimenteuses, mais aussi le
second abcès comme des effets critiques.

  Cependant cette seconde cure a paru n'être encore que palliative, et deux ans après, la plaie s'est rouverte de nouveau. Depuis ce moment jusqu'au 5 juin 1837, elle s'est fermée et rouverte plusieurs fois. Ces accidents n'ont apporté
aucun trouble, ni dans la santé générale, ni dans les habitudes du malade, qui a continué de marcher sur sa jambe,
comme devant, en s'appuyant à peine sur une canne, de monter
à cheval et de se livrer à presque tous les exercices qui sont
familiers aux autres hommes. Avant cette rechute, M. de H***
de M*** s'était marié, et il a eu deux filles bien saines et bien
portantes, et dont une se trouve dans les conditions les plus
propres au mariage. Quant à lui, je l'ai revu dernièrement
(15 août 1850) et je l'ai trouvé marié pour la seconde fois et
jouissant, quoique assez maigre, de la plus excellente santé et
d'une activité physique et intellectuelle vraiment admirable.

OBSERVATION XXVIIᵉ, extraite de ma pratique. — *Gonflement et carie du fémur. — Nécrose, formation d'un séquestre
avec plaie fistuleuse. — Ankylose complète de l'articulation du
genou. — Amélioration obtenue par les préparations aurifères.*

  M. Louis de V*** de Laval, m'a été présenté par son parent,
le docteur Pavée de Courteilles. Ce jeune homme, âgé de 18
à 19 ans, paraît être d'une bonne et forte constitution et il
jouit de la plus brillante santé; mais il est affligé de la même
infirmité que M. H*** de M***, qui fait l'objet de l'observation précédente, et chez lui l'articulation fémoro-tibiale droite

est frappée d'ankylose presque complète, de telle façon que la flexion de la jambe sur la cuisse est impossible et que le malade marche avec la jambe forcément tendue; cependant on réussit à imprimer par la force à l'articulation des mouvements qui ont de deux à trois lignes d'étendue. Le genou malade est plus gros que le genou sain, mais c'est surtout dans le volume du fémur qu'il existe une différence considérable. En palpant cet os au travers des chairs, on reconnaît qu'il cesse d'être cylindrique dans ses deux tiers inférieurs, et qu'il paraît formé de deux fragments encore unis par le haut, mais s'écartant de plus en plus, au fur et à mesure qu'on se rapproche du genou, de sorte que vers cette articulation on sent le fémur bien partagé en deux, comme le seraient les branches d'un compas légèrement ouvert.

Je crois devoir donner ici une partie de la consultation que je rédigeai pour le malade; car elle fait connaître mon diagnostic; je pense d'autant mieux devoir le faire que le traitement n'a pas rempli toutes mes prévisions. Voici donc comment je m'exprimai :

« Dans mon opinion, au début de la maladie de M. Louis
« de V*** (il y a dix ans), il y eut d'abord gonflement, puis
« assez rapidement *carie d'une portion du fémur*. Probable-
« ment la carie se borna et il se forma un séquestre aux dé-
« pens de la portion nécrosée. Mais n'est-ce pas l'écartement qui
« s'est établi entre le séquestre et la partie saine de l'os qui
« produit seul l'énorme disproportion que le toucher per-
« çoit à travers les masses musculaires entre le fémur droit et
« le gauche? Je ne le pense pas. Je ne pense pas non plus que
« ce soit ce même séquestre, qui détermine absolument la
« roideur de l'articulation, de manière, que, quoiqu'il n'y ait
« point ankylose complète, il soit cependant impossible au
« malade de fléchir la jambe sur la cuisse. Pour moi, les
« deux tiers inférieurs du fémur, malgré la formation du sé-
« questre, sont restés gonflés; ce gonflement est nécessaire-
« ment plus prononcé vers les condyles, où la texture de l'os
« est beaucoup plus spongieuse que partout ailleurs, de sorte

« que, dans ma manière de voir, c'est pour le moins autant le
« gonflement de l'os, que le séquestre, qui rend la flexion
« impossible.

« La cure consisterait donc à diminuer le volume de l'os, à
« le ramener, autant que faire se pourra, à son volume pri-
« mitif et à déterminer l'élimination complète du séquestre, à
« moins que la nature ne préfère, par un travail curieux au-
« quel elle se livre quelquefois, l'isoler au milieu des chairs,
« tout en le maintenant fortement fixé au corps de l'os, dont
« il s'est primitivement détaché. C'est ce résultat qu'il faudrait
« obtenir, et c'est dans ce but que MM. les médecins consul-
« tants (1) ont conseillé les eaux de Néris. Je n'hésite point
« à déclarer qu'il sera plus facilement, plus sûrement et plus
« promptement atteint en soumettant le malade à un traite-
« ment par *l'or*, traitement qui procurera la guérison du
« fémur, si, comme je le pense, cet os est encore malade. »

Avant de dire le traitement que j'ai fait suivre à M. Louis
de V***, et de faire connaître le résultat que j'ai obtenu, je
crois bon de donner quelques courts renseignements sur les
antécédents de sa maladie.

— Jusqu'à l'âge de 11 ans, bonne santé, aucune maladie
remarquable.

— A cette époque, la cuisse a gonflé sans beaucoup de
douleur, mais avec un grand affaiblissement du membre. —
Après plusieurs mois, ouverture de plusieurs petites fistules
qui ont donné lieu à l'écoulement d'une sérosité assez abondante. — Onguent-Canet. — Six à huit mois au lit, ou sur
une chaise longue; le malade ne marche qu'avec des béquilles. — Comme dans l'extension le malade souffrait moins,
il pliait habituellement la jambe sur la cuisse, surtout quand

---

(1) MM. Pavée de Courteilles et Breschet. Ce professeur reconnut
bien comme moi qu'il y avait *nécrose* et *séquestre;* mais il parut
douter de la nature scrofuleuse de cette affection, et ne pensa point
qu'on pût rendre à l'articulation sa mobilité par des moyens médi-
caux. L'événement a justifié ce pronostic.

il était au lit. — Cette flexion fut d'abord permanente, mais ensuite, petit à petit, le membre a repris à peu près son volume primitif, l'extension est redevenue possible, et jusqu'à janvier 1832, le malade s'est servi du membre droit aussi bien que de l'autre, car M. Louis de V*** se montrait apte à tous les exercices de son âge (1).

A cette dernière époque : la nuit, douleurs très-vives dans l'intérieur de la cuisse et dans le genou (le malade les rapportait à l'os). — Après trois semaines de souffrances continues, flexion impossible ; quoiqu'il restât toujours un peu de mouvement, l'os acquit lentement le volume actuel. — Un mois et demi après, formation d'un abcès qu'on ouvrit par le bistouri ; écoulement d'un pus un peu liquide, blanc, mal lié. — Cataplasmes. — Deux dépôts semblables se forment sans presque de douleurs, à des intervalles de deux à trois mois. — A ces ouvertures succèdent de petites fistules qui persistent encore aujourd'hui (7 juin 1834), qui suintent un peu et qui sont entourées d'une légère altération de la peau ; ce dernier symptôme a pris une assez grande extension depuis quelque temps. Ces fistules n'admettent point un stylet ; et si elles communiquent avec l'intérieur de l'os, c'est par des trajets trop sinueux pour qu'on puisse les sonder.

M. Louis de V*** fut immédiatement mis à l'usage de l'oxyde d'or par la potasse, en frictions sur la langue, et à dater du 4 juillet suivant, je l'administrai simultanément de cette façon et en pilules, en l'associant à un extrait insignifiant. Il en fut pris de ces deux façons 112 grains jusqu'au 21 novembre, et du 20 octobre au 12 décembre 36 grains de perchlorure d'or et de sodium associé à la poudre d'iris (9 grains effectifs de sel), aussi en frictions sur la langue, et 30 grains de

---

(1) En 1832, Louis de V*** contracta un léger écoulement, qui, après avoir résisté au poivre de cubèbe, céda aux adoucissants. — Quoique je l'aie relaté, je crois que cet événement n'a exercé aucune influence sur la maladie de la cuisse.

stannate d'or à l'intérieur. Du 5 août au 21 octobre, je cherchai à favoriser l'action du traitement par l'usage d'une pommade, où sur deux onces d'axonge, il entrait 24 grains d'or divisé, et pour le premier pot 2 grains de perchlorure d'or et de sodium, pour le second, 4 grains du même sel, et 12 gr. pour le dernier pot en conservant la même proportion d'or divisé. — Le régime fut celui que je prescris le plus habituellement et que j'ai tracé dans les premières pages de ce mémoire.

Maintenant, je ferai connaître la marche du traitement, en transcrivant plusieurs passages des lettres écrites par le malade lui-même.

« 3 août. Je crois que votre poudre d'or a produit quelques
« effets ce mois-ci. J'ai eu des sueurs assez abondantes, sur-
« tout pendant quelques nuits; les urines ont été plus abon-
« dantes de temps à autre; quelquefois j'ai eu des pesanteurs
« de tête et toujours une très-grande soif. Il y a dix jours en-
« viron, j'ai fait une longue promenade, je ne me suis pourtant
« pas trouvé fatigué et cependant le surlendemain, j'ai eu une
« fièvre très-forte pendant 15 heures; ma cuisse était devenue
« aussi fort rouge, et une glande assez grosse était venue au
« haut de la cuisse, ce qui me causait beaucoup de difficultés
« pour marcher. Les bains ont tout fait disparaître, mais la
« glande paraît toujours un peu ; du reste, il y a longtemps
« qu'elle paraissait ainsi : même avant d'aller à Paris, des
« maux de tête affreux et des maux de cœur m'ont duré quel-
« ques jours, maintenant ils ont disparu, mais je sue conti-
« nuellement. Voilà, Monsieur, ce que j'ai éprouvé. Quant
« au mal local, ma cuisse, à différentes fois, a rendu de l'eau
« très-claire assez abondamment et qui *gommait* les linges.
« Trois ou quatre fois aussi les linges ont été tachés en brun
« foncé; du reste ma cuisse suinte toujours un peu, et l'arti-
« culation n'a rien gagné.

« (11 août 1834). Depuis huit jours des douleurs très-vives
« étant survenues dans ma cuisse et surtout dans mon genou
« malade, j'ai voulu vous en prévenir de suite. Depuis ce

« temps, je ne dors presque plus, tant les douleurs sont vives.
« J'éprouve dans la bouche et dans les reins des *rongements*
« extrêmement vifs..... les sueurs sont toujours assez abon-
« dantes. »

« (22 août 1834.) Dès le lendemain de la réception de
« votre lettre du 13, j'ai suspendu une partie des remèdes et
« j'ai fait ce que vous m'ordonniez. Bientôt l'appétit que
« j'avais presque perdu est revenu, grâce à ma boisson de
« laitue infusée. Les cataplasmes ont fait disparaître les dou-
« leurs. Ma cuisse était rouge et gonflée sur le dessus exté-
« rieurement, et d'une espèce de boursouflure sur le côté est
« sorti du pus de couleur foncée, mêlé de sang. Maintenant il
« n'y a plus qu'un petit suintement comme auparavant. Je
« dors bien aujourd'hui, les urines sont toujours abondantes
« et je sue facilement. »

« (16 septembre.) Je me porte parfaitement du corps, ma
« cuisse suinte peu et je crois qu'elle prend plus de forces, car
« je fais de longues courses sans me fatiguer. »

« (21 octobre 1834.) Jusqu'ici mon genou n'a point plié;
« l'articulation est toujours gênée comme elle était; seule-
« ment je m'aperçois que ma cuisse a plus de force, car je
« fais de longues courses sans me fatiguer... ma cuisse suinte
« toujours un peu comme de coutume; mais il y a 15 jours
« environ, pendant un jour et une nuit, mon genou, inté-
« rieurement, a rendu de l'eau très claire qui *gommait* les lin-
» ges. Voilà déjà deux ou trois fois que j'ai remarqué ce fait,
« depuis le commencement de mon traitement. »

M'apercevant, deux mois après, que la cure ne faisait pas de
nouveaux progrès, et bien convaincu que j'avais obtenu,
comme chez monsieur de H*** de M***, tout ce que je pouvais
obtenir, c'est-à-dire, la cicatrisation des fistules, je conseillai
qu'on cessât le traitement. Par suite du mécontentement que
le malade et ses parents éprouvèrent de cette détermination,
j'aurais à mon grand regret perdu absolument de vue ce
malade, si je n'avais pas eu la ressource de m'adresser à son
oncle, pour avoir plus tard de ses nouvelles. Voici dans quels

termes me répondit le docteur Pavée de Courteilles, le 8 décembre 1837. « Mon neveu, M. L*** de V***, a éprouvé
« une amélioration incontestable dans l'état général de sa
« santé, par votre thérapeutique aurifère; mais l'ankylose
« est complète dans l'articulation fémoro-tibiale, elle ne jouit
« d'aucune mobilité. Je crois, d'après le témoignage oral du
« malade, que le fémur a diminué de volume et que les
« fistules ont été cicatrisées; néanmoins je ne sais pourquoi
« il n'a jamais voulu permettre que je constatasse ce fait par
« mes yeux... du reste il buvait et mangeait très bien, il
« allait au bal et à la chasse. »

Ces bonnes conditions de santé se soutinrent jusqu'en 1840,
et à cette époque, M. L*** de V*** jouissait encore de tout
le bénéfice de l'amélioration, obtenue à la suite du traitement
que je lui avais fait subir. Mais devenu à cette époque, par la
mort de son père, maître de sa fortune, il se livra à tous les
excès imaginables et ne tarda point à mourir épuisé de toutes
façons, peut-être aussi par les progrès de quelque affection
organique, mais du moins sans avoir vu reparaître du côté
de la jambe aucun symptôme qui démentît la bonté des résultats obtenus par la méthode aurifère.

OBSERVATION XXVIIIe, extraite de ma pratique. — *Gonfle-*
ment et carie du fémur. — *Nécrose, formation d'un séquestre.*
— *Plaie fistuleuse.* — *Grande amélioration obtenue à l'aide*
des préparations d'or.

Je crois pouvoir faire figurer ici l'histoire d'un individu
dont la maladie offre la plus grande analogie, disons mieux,
la plus parfaite ressemblance (sauf la cause probable), avec
celle de MM. H... de M... et Louis de V..., des deux observations précédentes. Je m'y détermine, quoique par une exception que je ne puis m'expliquer, je n'ai pas pris de notes
sur cette maladie, ou les ayant égarées, je ne puis donner que
les renseignements qui me sont fournis par mes souvenirs, sur
la fidélité desquels, du reste, il est permis de compter.

Quant à la description de la maladie, elle était en tout semblable à celle des deux malades dont je viens de rappeler les noms. — Gonflement considérable du fémur droit, qui, au toucher, paraissait se diviser en deux portions, très-écartées vers l'articulation fémoro-tibiale et se rapprochant de plus en plus, au point que vers la moitié de la longueur du fémur, cet os n'offrait point un volume beaucoup plus considérable que celui du côté gauche. — A la face interne de la cuisse, un peu au-dessus du genou, fistule qui fournit une suppuration abondante et de bon caractère; c'est en vain que cette plaie a été sondée par les mains les plus habiles, jamais la sonde n'a pénétré dans la substance même de l'os malade, dont un fragment a été cependant rejeté à la fin du traitement, que j'ai fait subir au malade. — Anchylose incomplète de l'articulation fémoro-tibiale, la jambe ne pouvant exécuter que des mouvements restreints, de telle manière que, lorsque le malade était assis, elle se trouvait un peu moins fléchie que l'autre et que lorsqu'il était debout, l'état de flexion dans lequel elle restait, faisait que la pointe du pied seule atteignait le sol. — Cinq à six fois par an, le malade éprouvait des crises violentes, qui le retenaient au lit, chaque fois, pendant un mois ou six semaines. Ces crises étaient caractérisées par des douleurs violentes dans la cuisse, dans le genou, qui augmentaient considérablement de volume; tout mouvement devenait momentanément impossible. Ces douleurs s'accompagnaient toujours de fièvre, de la perte du sommeil et de l'appétit; elles se terminaient par une augmentation considérable de la suppuration. — La première de ces crises remontait à plus de 15 années; d'abord assez éloignées, elles s'étaient ensuite rapprochées, et à chaque crise, le fémur et le genou avaient augmenté de volume et les mouvements perdu de leur étendue. C'est à la suite d'une des premières crises que s'était formée la fistule, dont j'ai signalé l'existence. L'étiologie serait, au dire du malade, tout autre que celle des affections qui font le sujet des deux observations précédentes. A l'en croire, la cause serait syphilitique, et ce serait peu de mois après la guérison d'un bubon ulcéré, qu'aurait eu lieu la première crise.

Ce fut à la fin d'une de ces crises (le 16 août 1829), que je fus appelé pour la prem'ère fois auprès de Delettre, qui commença immédiatement un traitement par le perchlorure d'or et de soude, uni à la poudre d'iris en frictions sur la langue, et le stannate d'or associé à l'extrait de thymélée, donné en pilules. Il était arrivé à des doses assez élevées des deux médicaments, quand une nouvelle crise se manifesta en novembre. Celle-ci fut effrayante ; telle que M. Amussat, que j'appelai en consultation, pensa que l'amputation de la cuisse était le seul moyen de sauver la vie du malade. Cette crise se termina par l'ouverture (faite à l'aide d'un bistouri) d'un abcès considérable, qui s'était développé dans la région du jarret. Elle fut la dernière, et depuis ce moment, la santé de Delettre alla chaque mois en s'améliorant, et dès le mois de janvier 1830, quoiqu'il continuât toujours son traitement, il put reprendre son modeste négoce (1) qui consistait à vendre des éponges dans les rues et sur les boulevards. — Au fur et à mesure que Delettre avait avancé dans son traitement, que je lui ai fait continuer, mais à doses de plus en plus faibles, jusqu'à la fin de septembre 1830, le fémur avait diminué de volume, et la saillie si marquée que formait le séquestre, au point de départ de la maladie, n'est plus sensible à l'œil et presque plus au toucher. La cuisse avait repris un embonpoint marqué et les chairs une grande fermeté, et cependant, le membre mesuré, offrait une différence en moins de plus d'un pouce, sur le volume qu'il offrait avant que je fis commencer le traitement.

Le genou malade n'avait plus que quatre lignes de plus que le genou sain, et les mouvements avaient acquis une bien plus grande amplitude. Seulement, la fistule, quoique suppurant beaucoup moins, ne se ferma point ; elle n'était point encore cicatrisée en 1836.

Le résultat obtenu chez Delettre par la méthode aurifère,

---

(1) Il le continuait en juin 1836, époque où je rencontrai Delettre pour la dernière fois sur un boulevard : je ne l'ai pas revu depuis.

quoiqu'il ne fût point complet, puisqu'en définitive son état
ne fut qu'amélioré, parut si surprenant à M. Amussat, qu'il
engagea vivement M. le professeur Magendie à voir Delettre.
Cette visite eut lieu vers la fin de juillet de 1830, et M. Magendie a paru partager l'étonnement de M. Amussat.

Nous pourrions encore faire figurer ici une observation
tout à fait analogue aux précédentes, c'est l'histoire du nommé
B..., qui est mort au milieu de l'année 1847, après avoir offert des symptômes qui ne laissaient pas de doute sur la présence de tubercules au sommet des deux poumons, et ceux qui
caractérisent l'albuminurie, diagnostic qui fut en tout con-
firmé par M. le professeur Andral, qui vit le malade avec moi,
le 30 janvier 1847. J'avais antérieurement traité B..., à l'aide
des préparations d'or, pour une nécrose du fémur gauche
avec formation d'un séquestre considérable, et son état en
avait été amélioré. J'ai publié cette observation dans mon
mémoire sur les *Tubercules et les scrofules*. — Voy. ouv. cit.,
pag. 333, Obs. LXXII⁰.

J'arrive à la partie la plus grave, la plus difficile, la plus
épineuse de mon sujet ; je vais parler des cas où j'ai appliqué
la méthode aurifère, sans en retirer d'avantages marqués, et
de ceux où elle n'a point empêché que la maladie n'eût une
issue fatale. Mais il me semble qu'avant de présenter au lecteur la liste de mes insuccès, il est bon que je m'explique sur
ce qu'en fait de maladies scrofuleuses, et surtout de scrofules
des os, on doit entendre par insuccès. Il est peu de maladies
qui exigent plus de patience, plus de persévérance, plus d'intelligence dans les soins, que les affections de ce genre ; c'est
surtout dans leur traitement qu'il faut avoir le concours de
trois *bons-vouloir, celui du médecin, du malade et des assis-
tants!* conditions, nous le savons tous, qu'on ne rencontre
que bien rarement. Quant au temps qu'exige trop souvent la
guérison, doit-il donc être compté pour des maladies toujours
si graves, souvent si anciennes. Ainsi compterai-je comme un
véritable insuccès la non-guérison d'un enfant qui apparte-
nait à un tailleur nommé L..., demeurant rue Saint-Honoré,

n° ... Il y avait un an que je le traitais, quand il me fut retiré, pour être, me dit-on, envoyé à la campagne, et voici cependant les résultats que j'avais obtenus, et comme on va le voir, dans les conditions les plus défavorables. Au moment où il me fut confié (juin 1830), l'articulation du coude droit était le siége d'une tumeur blanche, avec deux plaies fistuleuses et immobilité complète ; la cuisse du même côté offrait deux tumeurs avec plaies fistuleuses.

Au pied, tumeur considérable, avec ulcération, plaies fistuleuses et fissures fort étendues entre le premier et le second orteil ; la marche était presque impossible. L'enfant avait huit ans, et il était malade depuis l'âge d'un an. —En juin 1831, diminution considérable de la tumeur blanche, mobilité marquée de l'articulation, cicatrisation d'une des deux fistules. Résolution d'une des deux tumeurs de la cuisse, et cicatrisation d'une des deux fistules. Diminution considérable de la tumeur du pied et cicatrisation prochaine des plaies ; la marche était devenue facile. — Voici maintenant les conditions hygiéniques où se trouva placé l'enfant pendant toute la durée de son traitement. Placé d'abord à Ménilmontant, il occupait une maison située en contre-bas de la route, au fond d'un petit jardin où aboutissaient toutes les eaux pluviales des localités voisines, et dans cette maison si humide, l'enfant couchait au rez-de-chaussée, dans la pièce la plus humide.

Ramené à Paris, L... fut logé dans un appartement malsain, couché dans une chambre obscure, très-mal aérée, et recevant les émanations d'une cour sale et humide, des plombs et des latrines. Je le demande, sont-ce là des conditions propres à favoriser un traitement dirigé contre une maladie qui pourrait se développer sous l'influence seule de ces mêmes conditions !

Une autre fois, c'est dans l'insouciance du malade lui-même, que j'ai trouvé un obstacle invincible à la guérison. C'était chez un nommé D..., fils d'un cordonnier de Passy, âgé alors (avril 1834), de 17 ans, et malade depuis neuf ou dix ans. Ce F... était couvert de cicatrices anciennes et récentes autour du cou, au bas du ventre, dans les deux aines; de plaies fistuleuses sur l'articulation du coude gauche et sur celle du genou droit, qui était ankylosé, et d'autres plaies de même nature sur la continuité du fémur droit et des deux os de la même jambe. Cette maladie si grave, si compliquée, avait résisté à un grand nombre de traitements administrés par des mains habiles. Celui que je fis suivre à F*** par la méthode aurifère améliora d'abord considérablement la santé générale, qui était fort délabrée; les symptômes furent aussi bien amendés. Mais il aurait fallu joindre au traitement interne beaucoup d'exercice au grand air, et jamais je n'ai pu obtenir du malade qu'il en prît, quoiqu'il demeurât à la porte du bois de Boulogne; il aurait encore fallu beaucoup de propreté et des pansements faits avec soin et régularité, et il est arrivé à F*** de rester quinze jours sans changer la charpie qui recouvrait ses plaies, qui n'étaient lavées, que lorsqu'on pouvait obtenir de lui qu'il allât au bain. Enfin, j'ai laissé là le malade, après lui avoir sauvé la vie à l'aide de la solution aurifère, que je lui administrai à l'intérieur au moment d'une crise violente, qui fut caractérisée par un engorgement considérable des glandes du mésentère et des abcès dans les deux aines et dans l'épaisseur des téguments du bas-ventre : cette maladie s'est réveillée plus tard et a fait succomber F***.

Je vais rapporter maintenant, mais avec plus de détails, les observations des malades, qui ont succombé aux affections scrofuleuses pour lesquelles je les ai traités pendant plus ou moins de temps : l'histoire détaillée de ces cas graves rattachera cette partie de mon travail au mémoire sur les *tubercules et les scrofules*, que l'Académie de médecine a honoré d'une mention.

OBSERVATION XXIXe, extraite de ma pratique. — *Engorgement des glandes du cou, de l'aine; probablement tubercules dans le mésentère. — Cure palliative par le perchlorure d'or et de sodium à l'intérieur. — Rechute. — Nouvelle cure palliative par l'oxyde d'or par la potasse à l'intérieur. — Deuxième*

rechute. — Tumeur blanche du coude. — Impuissance du per-
chlorure d'or et de soude à l'intérieur. — Mort.

Théodore B***, âgé de dix ans (juin 1838), venu au
monde assez bien constitué, n'a jamais été précisément malade, et cependant on ne saurait dire de lui qu'il se soit con-
stamment bien porté. C'est toujours du ventre qu'il a paru souffrir, et dans les moments où il avait des coliques et le
dévoiement, on le voyait maigrir considérablement. Il man-
quait d'appétit, et il avait un sommeil extrêmement agité.
Ces accidents s'accompagnaient toujours de l'apparition de
petites glandes au cou et au pli de chaque aine. En 1825, à
l'époque de sa dentition, il fut si souffrant, éprouva un tel
dépérissement malgré l'usage de quelques toniques, qu'on dut
s'empresser de l'envoyer à la campagne pour le conserver à
la vie. C'est le seul effet que put produire son nouveau
séjour, et quand je le revis en octobre 1827, pour une
fièvre intermittente qui régnait dans le pays, je le trouvai
ayant toujours aussi mauvais teint, toujours aussi maigre,
venant à peine (quoiqu'il eût plus de neuf ans) de terminer
cette seconde dentition; souffrant toujours du ventre, sans
appétit, ayant de temps à autre le dévoiement et offrant toujours cet engorgement simultané des glandes du cou et de
celles des aines.

Théodore fut mis (octobre 1827) à l'usage du perchlorure d'or
et de sodium associé à la poudre d'iris et administré à l'intérieur à la dose d'un vingt-sixième de grain, pris dans un peu de
miel tous les matins à jeun; une demi-heure après il buvait
une verrée de tisane de chicorée sauvage. De cette première
dose, on passa à celle d'un vingt-quatrième. C'est pendant
qu'il en usait à cette dernière dose que sa mère m'écrivit :
« Je prends la liberté de vous écrire, pour vous dire que vos
« poudres ont un effet merveilleux; mon fils, que j'ai tou-
« jours vu si maigre, prend de l'embonpoint. Combien, Mon-
« sieur, je vous aurai d'obligations, car nul doute que vous
« ne lui rendiez la santé et la vie. » Le reste du temps que

Théodore fit usage du sel aurifère (jusqu'en janvier 1028), ce fut à la dose d'un vingtième de grain, et il en consomma en tout trois grains et un tiers. Il fut suspendu parce que vers la fin, l'enfant se plaignit de maux de tête qui allaient en augmentant et que ne dissipèrent point les pédiluves; j'avais conseillé l'application de quelques sangsues au siége; mais le petit malade s'y refusa.

Quand Théodore eut cessé de prendre le sel aurifère, il recommença à maigrir un peu, mais en même temps il parut beaucoup grandir, et les engorgements glanduleux ne se montrèrent plus. Cet amaigrissement cessa au printemps, et en juin 1828, je trouvai Théodore très-grand, très-développé pour l'âge de dix ans, ayant un embonpoint raisonnable, toute la fraîcheur et toute la gaîté de son âge; aussi, quoique je ne considérasse pas cet enfant comme guéri, il fut convenu avec la mère, que nous attendrions de nouveaux accidents pour lui faire reprendre son traitement.

Une première rechute eut lieu en septembre 1828. — Elle se manifesta d'abord par un gonflement de la lèvre supérieure, un boursouflement de la muqueuse buccale, et bientôt par de nouveaux engorgements glandulaires. Ces accidents s'accompagnaient de saignements de nez fréquents, qui affaiblissaient le malade : aussi éprouva-t-il un amaigrissement rapide. — Je lui fis prendre alors l'oxyde d'or par la potasse en pastilles, et son usage, mais toujours à doses très-faibles, et souvent interrompu, se prolongea jusqu'au 15 juin 1829. A cette époque Théodore était de nouveau dans un état fort satisfaisant.

Mais deux ans plus tard, en novembre 1831, le coude gauche devint le siége d'une douleur permanente, et il s'y développa lentement une tumeur qui s'ulcéra en plusieurs endroits, malgré l'usage du perchlorure d'or et de sodium administré à l'intérieur, et qui cette fois ne produisit aucun effet ni en bien ni en mal. La poitrine ne tarda point à se prendre; il survint des crachements de sang, une toux continuelle; le coude se guérit, mais les symptômes vers la poitriue s'aggravèrent. La mort, avec tout le cortége de la phthisie pulmonaire, arriva un an après l'invasion de cette troisième rechute.

Je pense qu'il y aura quelque intérêt scientifique à connaître l'histoire de la sœur de Théodore; car elle avait succombé à une maladie semblable à celle de son frère.

OBSERVATION XXXe, fournie par les parents de la malade. — *Affaiblissement, puis amaigrissement de tout un côté du corps. — Douleurs profondes dans toute la continuité d'un des membres inférieurs. — Carie, avec ulcérations cutanées, des os du pied. — Engorgement d'une glande du cou. — Méningite probablement tuberculeuse et aiguë. — Mort.*

Victorine B*** vint au monde bien portante quoique délicate, et cette bonne santé se soutint jusqu'à l'âge de quatre ans et demi. A cette époque, son côté gauche commença à faiblir, et on la voyait en jouant, tomber tout à coup sous elle sans qu'on pût s'expliquer pourquoi. Cet affaiblissement alla en augmentant, et lorsque l'enfant eut atteint environ cinq ans, on commença à observer que la cuisse et la jambe du côté gauche maigrissaient d'une manière sensible. La petite Victorine, qui offrait un grand développement des facultés intellectuelles, accusait des douleurs profondes et vagues dans la continuité du côté malade; plus tard, elle en ressentit de semblables dans la cuisse et la jambe droites. Le côté malade continua de maigrir, et à cinq ans et deux mois, il était, on peut dire, atrophié. A cette époque, le pied gauche se gonfla, et bientôt après s'ouvrit, et laissa écouler un pus fétide et mal lié; il ne tarda point à y avoir à ce pied plusieurs ouvertures. Un dépérissement général accompagna le développement de tous les accidents que nous venons de décrire, et il alla toujours en augmentant jusqu'au moment de la triste issue de cette grave maladie. Deux à trois mois après l'ouverture du pied, une glande du col s'engorgea, acquit assez rapidement un volume considérable, puis se dissipa presque tout à coup. La résolution de cette glande fut presque immédiatement suivie de symptômes cérébraux qui allèrent toujours en augmentant, malgré les moyens employés pour les combattre, et Victorine B*** succomba le 1er février 1821, à l'âge de cinq ans et demi, par suite d'un épanchement dans le cerveau.

Enfin, je compléterai tout à fait cette histoire en disant un mot de la manière, dont la mère de ces deux enfants a succombé. — Elle me fit prier, en octobre 1834, de la venir voir; je la trouvai portant au genou gauche une tumeur blanche énorme, avec une plaie qui avait le plus fâcheux aspect. La vue de la malade me suffit pour m'éclairer sur la gravité de sa position, et je ne crus pas devoir lui accorder mes soins, quoiqu'elle les réclamàt instamment; je l'engageai à retourner à la campagne où elle succomba un an après, offrant tous les symptômes les plus évidents de la présence de tubercules dans les poumons (1).

Ces deux observations viennent à l'appui de celles que j'ai déjà publiées dans mon mémoire sur les *Tubercules et les Scrofules* (pag. 73 et suiv.), et prouvent combien la présence des tubercules dans quelque point de l'économie, vient souvent compliquer les arthropathies, et en faire des maladies nécessairement incurables, quelque médication qu'on leur applique.

Telle fut encore la cruelle condition d'un jeune homme que j'ai soigné jusqu'à son dernier moment, et dont l'histoire va clore tristement cette lugubre nomenclature d'insuccès.

OBSERVATION XXXIe, extraite de ma pratique. — *Carie des os du tarse, des extrémités du radius et du cubitus; ulcérations dans les points correspondants aux os cariés. — Vaste ulcération dans l'aisselle. — Guérison par les préparations d'or. — Rechute : carie des os du tarse, de l'omoplate, ulcérations.*

_____

(1) L'histoire de toute cette famille, avec quelques variantes exigées par la nature du sujet, a déjà été publiée dans mon Mémoire sur les *tubercules et les scrofules,* pag. 224, *Obs.* XLVIIe.

— *Plus tard, tumeur blanche du genou avec plaie d'un aspect effrayant. — Tubercules pulmonaires. — Inefficacité des préparations d'or seules, puis combinées aux préparations mercurielles, du bromure de fer, etc. — Mort.*

Eugène M..., né le 6 avril 1816, ne se porta réellement bien que le temps qu'il fut nourri par sa mère, qui est d'une excellente constitution et a toujours joui de la plus belle santé, et depuis l'âge de deux ans jusqu'à dix il a toujours été fort maladif, et a surtout éprouvé un grand nombre d'accidents qui dénotaient une constitution scrofuleuse au plus haut degré. Ce ne fut cependant qu'à cet âge de dix ans, alors qu'il était au collége de Strasbourg, que se manifestèrent évidemment les premiers symptômes de la maladie scrofuleuse pour laquelle je l'ai soigné si longtemps, et en décembre 1826 un certificat des médecins du collége déclaraient qu'*Eugène avait les glandes du cou engorgées, et que les os du tarse commençaient à se gonfler et à se carier; d'où était résulté un commencement d'ulcère.* Ramené à Paris, Eugène fut confié à Dupuytren, qui le traita par la méthode ancienne. L'état du jeune malade empira, et il me fut confié le 24 juin 1827. Il avait alors huit ulcères au pied gauche, deux au poignet gauche et une vaste ulcération dans le creux de l'aisselle du même côté. Le caractère des plaies, leur marche, prouvèrent évidemment que la plupart des os du tarse, les extrémités du radius et du cubitus étaient cariées.

Un traitement de deux années par la méthode aurifère avait rendu à une santé en apparence parfaite ce jeune homme, qui paraissait menacé d'une mort prochaine. Pendant la durée de ce long traitement il a fait usage de toutes les préparations d'or : l'or divisé, le perchlorure d'or et de sodium et les oxydes d'or par la potasse et par l'étain. La préparation dont il a le moins bien supporté l'usage fut le sel aurifère, auquel il fallut même renoncer, à cause de la céphalalgie sus-orbitaire avec gonflement des paupières, qu'il excitait en même temps qu'il causait une grande

agitation nerveuse : celle qui a le mieux réussi fut le stannate d'or, que j'ai donné en pilules avec l'extrait de thymélée. J'ai aidé ce traitement interne par quelques frictions
faites sous la plante du pied avec une pommade, qui renfer-
mait dix grains d'or divisé par once d'axonge; cette même
pommade employée en pansements sur les plaies avait été
nuisible.

La cure s'est opérée d'abord par le rétablissement de la
santé générale, qui fut excellente pendant toute la durée du
traitement; par des mouvements critiques très-marqués et
qui se sont manifestés par les urines, par les sueurs et une
abondante suppuration des plaies, et enfin par l'exfoliation des
os cariés ou leur expulsion entière.

Enfin, Eugène M... était dans l'état le plus satisfaisant, quand
il fut présenté à l'Académie des Sciences, le 5 octobre 1829,
et vu successivement par MM. Duméril, Flourens et Magendie.

C'est peu de temps après que ce jeune homme retourna au
collége de Strasbourg. — Soit l'influence de ce séjour qui
avait vu se déclarer sa première maladie, soit la privation des
soins de la meilleure des mères, soit la rigueur d'un des hi-
vers les plus rigoureux que nous ayons eu en France (1829 à
1830), soit plutôt la présence d'un principe morbide qui entachait toute l'économie (comme on le verra plus tard, le principe tuberculeux), toujours est-il que peu de temps après sa
rentrée au collége, Eugène, d'abord assailli par les ophthalmies qui avaient précédé sa première maladie, vit le pied primitivement malade se rouvrir en plusieurs endroits, après
l'avoir fait souffrir pendant quelque temps; ce fut alors
qu'il fut rendu à sa mère. Il contracta, peu de temps
après son retour à Paris, un rhume intense qui dura plus de
trois mois, et qui altéra puissamment la santé générale. C'est
pendant sa durée, ou peu de temps après, qu'il se forma sur
l'omoplate droite un immense abcès, qui s'ouvrit spontanément et fournit une grande quantité d'un pus épais bien lié,
mais renfermant d'innombrables fragments osseux gros

comme des grains de sable. A cette même époque il arriva plusieurs fois qu'Eugène eut le corps couvert de vermine.

Le rhume dont j'ai parlé n'avait pas permis qu'on reprît immédiatement le traitement aurifère ; mais quand il fut calmé, on essaya à plusieurs reprises de revenir aux pilules avec le stannate d'or et l'extrait de thymélée, c'est-à-dire au moyen qui avait déterminé la cure de la première maladie ; mais cette fois elles parurent tantôt rester sans effet, tantôt être mal supportées, et le malade, à la fin de l'été de 1830, était dans un état assez fâcheux. Cependant ayant été demeurer hors Paris et après avoir passé l'hiver assez péniblement, il éprouva de nouveau un mieux marqué. La plaie de l'épaule était entièrement cicatrisée, les ulcérations du pied seules persistaient, mais sans faire souffrir, et la santé générale était supportable. Elle devint plus tard encore meilleure, soit parce que le malade se trouvait dans des conditions plus favorables, soit parce qu'il prenait de temps à autre et quelquefois même avec assez de suite, de l'or divisé. Dans le même moment, les plaies du pied, pansées avec un onguent particulier dont j'ignorais la composition, s'amélioraient aussi sensiblement. Enfin, au printemps de 1833, le malade était dans un état en apparence si bon, que je pensai qu'on pouvait considérer le mal du pied comme absolument local, et que je voulus déterminer la cicatrisation des ulcères existants à l'aide de cautérisation répétées avec le muriate d'or acide. Mais en avril 1833, la maladie se mit de nouveau en progrès et affecta une forme nouvelle et plus fâcheuse. C'est ici que commence l'histoire de la dernière période de cette maladie, qui a duré huit ans, après n'avoir laissé au jeune M... qu'un relâche d'une année environ, courts instants d'une bonne santé, *obtenue en définitive par les préparations d'or.*

Dès avril donc, Eugène avait commencé à ressentir quelques douleurs dans le genou droit, et justement alarmé de ce nouveau symptôme, je le mis à l'usage des pilules de Belloste prises le soir, et lui fis administrer deux bains tièdes par semaine. Après une urticaire qui dura plus de quinze jours et fit suspendre les bains, le genou augmenta de volume, devint le siège d'une douleur permanente, et l'articulation fut moins libre. C'est alors que le 5 juin (1833), Eugène commença un traitement mixte qui consistait dans l'usage de pilules avec l'oxyde d'or, par la potasse et les extraits de thymélée et de gentiane, prises le matin à jeun et par doses croissantes, et dans celui de pilules de Belloste prises le soir à doses doucement purgatives. En même temps, je fis pratiquer sur le genou malade des frictions avec l'onguent mercuriel, auquel je fis associer des extraits calmants ; car il arrivait souvent que la douleur du genou troublait le sommeil. Ces moyens, dont il fallut suspendre l'emploi pendant environ quinze jours à cause d'une grippe violente, procurèrent d'abord une amélioration marquée, mais elle fut de courte durée ; et après l'emploi de la pommade avec l'hydriodate de potasse qui avait remplacé l'onguent mercuriel, le genou acquit un volume considérable, s'abcéda en plusieurs endroits dans le courant du mois d'août, ce qui n'eut même pas l'avantage de procurer un peu de diminution et atténua à peine la douleur. Au fur et à mesure que le mal s'aggravait ainsi, le malade, quoique les fonctions digestives se fissent toujours assez bien, maigrissait de plus en plus, et il offrait de temps en temps des symptômes qui dénotaient la présence de tubercules dans les poumons, sur l'existence desquels la percussion et les signes stéthoscopiques ne permettaient pas de doute.

Vers la mi-septembre on avait abandonné le traitement précédent, et je voulus essayer d'un sirop en même temps dépuratif et tonique. Il en fut fait usage pendant un mois. L'état du genou ne continua pas moins d'empirer, et les plaies qu'il offrait avaient un aspect vraiment effrayant : le dépérissement fut de plus en plus marqué.

Enfin le 17 octobre, je voulus faire une dernière tentative, et Eugène commença un traitement par le bromure de fer, dont il prit par doses croissantes, depuis cette époque jusqu'au 10 décembre suivant, 135 grains. Dans le premier moment il me parut que l'état d'Eugène s'améliorait, car il paraissait reprendre un peu d'embonpoint. Mais je reconnus bientôt que c'était le commencement d'une infiltration générale, qui ne tarda point à devenir considérable et s'accompagna d'hydropisie ascite. Du reste le bromure de fer ne produisit aucun effet ni heureux ni fâcheux, à moins qu'on ne lui attribue les urines horriblement ammoniacales, que versa le malade pendant les premiers jours de décembre, époque où il désenfla momentanément presque entièrement. Je dis momentanément, car cette infiltration reparut, mais moins considérable et affectant plus particulièrement les extrémités inférieures.

On peut dire que depuis le moment où se manifesta cette première infiltration, symptôme trop évident d'un commencement de désorganisation générale, la vie d'Eugène, jusqu'au 10 février 1834, jour où il expira, ne fut plus qu'une longue et cruelle agonie, qu'adoucissaient les soins et les caresses d'une mère, dont la tendresse et le dévouement étaient inépuisables.

Je terminerai ce second mémoire en hasardant quelques considérations sur le mode d'action de l'or appliqué au traitement des scrofules.

Dans un autre travail (1) que j'ai eu l'honneur de soumettre au jugement de l'Académie des Sciences, je crois avoir démontré que les préparations d'or exerçaient une action toute bienfaisante sur les organes de la digestion et de la nutrition; qu'elles redonnaient à l'estomac une nouvelle activité; qu'elles relevaient enfin les forces vitales, si déprimées qu'elles fussent. Eh bien, cette action bienfaisante étant bien établie, bien reconnue (et indépendamment de toute action spécifique qu'on pourrait bien aussi prêter à ce médicament contre tel ou tel autre vice morbide), je me suis demandé si ce n'est pas déjà un premier jalon pour arriver à une explication satisfaisante du mode d'action de l'or appliqué au traitement des scrofules; c'est-à-dire de ces maladies qui se font remar-

---

(1) *De l'action des préparations d'or sur notre économie, et plus spécialement sur les organes de la digestion et de la nutrition,* broch. in-8°. Paris, 1849.

quer par l'abondance des sucs blancs chez ceux qui en sont
atteints ; ce qui doit déjà être une conséquence du mauvais
état des organes de la digestion. Ce qui est en effet bien incontestable, c'est que chez le plus grand nombre des scrofuleux,
l'appétit est faible, l'assimilation et la nutrition se font mal ,
l'activité vitale est diminuée. Les anciens praticiens l'avaient
bien compris ; de là le régime excitant et extrêmement nour-
rissant auquel ils soumettaient leurs malades. Comme s'il
suffisait d'envoyer dans l'estomac des aliments qui soient le
plus riches possible en principes alibiles ; mais ne faut-il point
avant tout mettre cet organe dans les conditions nécessaires
pour s'emparer de ces principes réparateurs, entraînés ensuite
dans le torrent de la circulation. Ceux-ci vont porter partout
où besoin est une nouvelle existence, une activité vitale plus
grande, qui permet à la nature d'exercer sa puissance curative ; puissance endormie peut-être chez le malade, mais qui
n'y est que rarement anéantie. Je sais bien aussi que, dans le
but de donner à l'estomac cette activité salutaire , on corro-
borait le régime de l'action de tous les toniques et de tous les
excitants imaginables. Sans doute quelquefois on atteignait le
but désiré, et j'ai hâte de reconnaître qu'entre des mains habiles, des cures remarquables ont été obtenues à l'aide de
cette méthode.

Eh bien, dans ces cas rares de succès, ce sont toujours les
organes de la digestion qui ont été les premiers influencés ;
tout médicament donc qui sera bien certainement doué de la
propriété de rendre à l'estomac la vitalité qu'il a perdue , qui
par suite sera capable de relever les puissances nutritives et
assimilatrices assoupies, pourra toujours (et indépendamment
de toute propriété spéciale dont il pourrait être doué) être
essayé avec quelques chances de succès dans le traitement des
scrofules. Si donc l'or est doué au plus haut degré de cette
propriété, si, comme je le pense sous ce point de vue, aucun
autre agent thérapeutique ne peut lui être comparé, on a déjà
une première notion sur son mode d'action dans le traitement des scrofules.

Mais dans les maladies scrofuleuses la lymphe n'est-elle pas viciée? est-ce donc une pure spéculation que de prétendre que la lymphe ou l'économie tout entière est entachée d'un vice particulier? Parce que l'analyse chimique n'a pas encore démontré que dans ces maladies une ou plusieurs de nos humeurs ont subi quelque altération, est-ce donc une opinion qu'il faille repousser, que celle qui admet ce vice constitutionnel? Je ne le crois pas; je dirai seulement qu'il faut l'admettre avec réserve. Eh bien, dans cette hypothèse, on peut encore très-bien expliquer la manière d'agir des préparations d'or. En excitant le système circulatoire général et capillaire, elles produisent des mouvements critiques qui se manifestent par une augmentation souvent très-marquée de la perspiration cutanée ou de la sécrétion urinaire, et souvent ces sécrétions acquièrent des qualités, qui ne permettent aucun doute sur le travail éliminateur qui s'opère par leur intermédiaire. Les sueurs deviennent alcalines et prennent une odeur désagréable, qui devient fétide pour les urines, et celles-ci acquièrent une couleur foncée et déposent abondamment. Ces crises ont souvent lieu aussi par la suppuration, qui généralement devient de plus en plus abondante, en même temps qu'elle fournit un pus de plus en plus louable. Cette forme de crise exige une grande surveillance de la part du médecin, puisqu'en se manifestant, elle peut donner lieu à la formation d'abcès dont on redoute la présence, non point à cause du danger qu'ils font courir au malade, mais parce qu'ils laissent après eux des cicatrices désagréables. C'est au médecin alors à savoir modérer l'action du traitement par des moyens appropriés.

Ainsi donc, l'or *guérit les scrofules des parties molles et les scrofules des os*, en donnant une nouvelle énergie aux facultés vitales et en excitant des mouvements critiques, qui purgent l'économie du levain morbide qui l'entachait.

FIN.

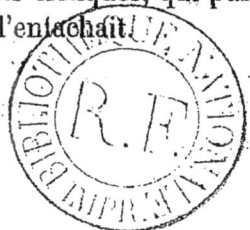

www.ingramcontent.com/pod-product-compliance
Lightning Source LLC
Chambersburg PA
CBHW062043200326
41519CB00017B/5119